C.H.BECK WISSEN

in der Beck'schen Reihe

2064

W0340555

BSR

Die meisten von uns verbinden „Hygiene" mit der Vorstellung von Sauberkeit und Reinlichkeit. Doch erhebt die wissenschaftliche „Hygiene" einen viel umfassenderen Anspruch: Hygiene ist vielmehr die Lehre von der Gesundheit, die sich mit all den belebten und unbelebten Faktoren auseinandersetzt, welche sich auf die Gesundheit in fördernder und schädigender Weise auswirken. Dieses Buch informiert über die wichtigsten Auswirkungen biologischer, chemischer und physikalischer Einflüsse auf den Menschen und erläutert die zentralen Methoden und Ziele der Umweltmedizin beziehungsweise Umwelthygiene, um die individuelle wie auch allgemeine Gesundheit zu sichern.

Prof. Dr. *Knut Olaf Gundermann* ist Mediziner und Direktor des Instituts für Hygiene und Umweltmedizin der Universität Kiel. Er leitet den Bereich Hygiene des Medizinaluntersuchungsamtes Schleswig-Holstein, ist Vorsitzender der Desinfektionsmittelkommission sowie Autor zahlreicher Fachpublikationen, u.a. auch Herausgeber des Standardwerkes *Lehrbuch der Hygiene*. Seine Arbeits- und Forschungsschwerpunkte liegen im Bereich der Krankenhaus- und Wasserhygiene.

Knut Olaf Gundermann

UMWELT UND GESUNDHEIT

Wege und Ziele der Umwelthygiene

Verlag C.H.Beck

Mit 6 Abbildungen und 7 Tabellen

Die Deutsche Bibliothek – CIP-Einheitsaufnahme

Gundermann, Knut Olaf:
Umwelt und Gesundheit : Wege und Ziele der Umwelthygiene / Knut Olaf Gundermann. – Orig.-Ausg. – München : Beck, 1997
(Beck'sche Reihe ; 2064 : C. H. Beck Wissen)
ISBN 3 406 41864 3
NE: GT

Originalausgabe
ISBN 3 406 41864 3

Umschlagentwurf von Uwe Göbel, München
© C. H. Beck'sche Verlagsbuchhandlung (Oscar Beck), München 1997
Gesamtherstellung: C. H. Beck'sche Buchdruckerei, Nördlingen
Gedruckt auf säurefreiem, alterungsbeständigem Papier
(hergestellt aus chlorfrei gebleichtem Zellstoff)
Printed in Germany

Inhalt

Einleitung

Die Mehrzahl aller Menschen hat vermutlich eine sehr unklare Vorstellung davon, was man unter dem Wort „Hygiene" verstehen soll. Die meisten verbinden Vorstellungen von Sauberkeit und Reinlichkeit mit „Hygiene", doch wenn sie diesen Begriff genauer definieren sollten, dann dürften sie wohl Schwierigkeiten haben. Das Wort „Hygiene" läßt sich ableiten von dem Namen der griechischen Göttin der Gesundheit, der *Hygieia*, die seit dem 5. Jahrhundert v. Chr. in Athen verehrt wurde. In der griechischen Götterwelt war sie die Tochter des *Asklepios*, des Gottes der Heilkunde, und der *Epione*, der Lindernden. Asklepios seinerseits war der Sohn des Appollon, des ersten göttlichen Arztes. Wir können Hygiene damit vom Wort her als Gesundheitslehre verstehen.

Galenos von Pergamon (129–199 n. Chr.), der wohl berühmteste Arzt Roms, hat die *Hygiene* als Lehre von der Erhaltung und Förderung der Gesundheit der *Iatrik* als der Lehre von der Beseitigung krankhafter Zustände gegenübergestellt. Damit gehört die Hygiene genaugenommen nicht zur Medizin im engeren Sinn. Vielmehr stehen sich die Hygiene und die Heilkunde in gewisser Weise als Antipoden gegenüber. Beide sind aber Aufgabe des Arztes, auch wenn die Hygiene sicher über die ärztlichen Aufgaben in Diagnostik und Therapie weit hinausgeht. Ist der Arzt in der Hygiene erfolgreich, so macht er sich eigentlich als Therapeut, als Behandler der Krankheiten, überflüssig. Reiner Müller hat gerade hierin eine hohe Ethik des ärztlichen Standes gesehen, auch wenn das Streben, durch Vorbeugung und Gesunderhaltung des Menschen diesen gar nicht erst zum Patienten werden zu lassen, meist vergeblich ist.

Will man nun Hygiene näher definieren, so müßte man eigentlich zunächst einmal bestimmen, was Gesundheit ist. Gesundheit ist aber etwas, das sich offenbar einer genauen Definition entzieht. Die Weltgesundheitsorganisation (WHO) hatte bei ihrer Gründung 1946 gesagt: „*Gesundheit ist ein*

Zustand vollkommenen körperlichen, geistigen und sozialen Wohlbefindens und nicht nur die Abwesenheit von Krankheit und Gebrechen." Damit wird ein Idealzustand beschrieben, der jedoch praktisch unerreichbar erscheinen muß. Denn daß ein Mensch ständig im Zustand des völligen körperlichen, geistigen und sozialen Wohlbefindens ist, dürfte kaum vorstellbar sein. Auch berücksichtigt diese Definition nicht, daß Krankheit und Gesundheit sich nicht unbedingt ausschließen müssen. Ein Mensch kann sich durchaus gesund fühlen und im weiteren Sinne gesund sein, auch wenn er etwa eine Behinderung hat und damit ein Gebrechen oder der Keim einer Erkrankung bereits in ihm liegt. Altersbedingte Beschwerden oder Schwäche können sich bemerkbar machen, jedoch vom Patienten – oder besser gesagt dem einzelnen Menschen – als natürliche Begleiterscheinung des zunehmenden Alters akzeptiert werden. Das Gefühl, gesund zu sein, kann im Rahmen der altersbedingten Möglichkeiten so durchaus noch lange erhalten bleiben.

Vielleicht sollte man Gesundheit deshalb eher wie folgt definieren, was auch jüngeren Äußerungen der Weltgesundheitsorganisation durchaus entspräche, auch wenn die WHO noch keine neue Definition im eigentlichen Sinne herausgegeben hat: „*Gesundheit ist ein Zustand, der den Menschen in die Lage versetzt, körperlich und seelisch ohne wesentliche Einschränkungen privat und/oder beruflich am Leben in der Gemeinschaft teilzuhaben und teilzunehmen.*" Dies schließt ein Gefühl der Geborgenheit in der Gemeinschaft ein, was durchaus im Sinne des sozialen Wohlbefindens aus der alten Definition der WHO verstanden werden kann. Die Lebensbejahung, die hier zum Ausdruck kommt, kann man gleichsetzen mit der Freude am Leben, die ein entscheidender Bestandteil der Gesundheit ist. Umgekehrt muß man aber auch feststellen, daß Gesundheit wohl eine Voraussetzung für das tägliche Leben, nicht jedoch das Ziel des Daseins ist. Sie ist jedoch ein so hohes Gut, daß sie möglichst lange bewahrt zu werden verdient. Und hierfür zu sorgen, ist wohl die wichtigste Aufgabe der Hygiene. In diesem Sinne hat auch die Deutsche Gesellschaft für Hygiene und Mikrobiologie vor etlichen Jahren die Hygiene als *„die Lehre von der Verhütung der Krankheiten und von der Erhaltung und Festigung der Gesundheit"* definiert. Und weiter: *„Die Hygiene befaßt sich mit den belebten und unbelebten Faktoren, die auf die Gesundheit in fördernder oder schädigender Weise einwirken. Sie untersucht diese Faktoren vor Ort und im Laboratorium, klärt ihre Wirkungsweise auf und bewertet sie aus ärztlicher Sicht. Sie entwickelt Grundsätze für den Gesundheitsschutz und erarbeitet vorbeugende Maßnahmen für die Allgemeinheit und den Einzelnen. Hierzu bedient sie sich einer Vielzahl wissenschaftlicher Methoden aus den Gebieten der Medizin, der Naturwissenschaften und der Technik."*

Nun können naturgemäß Faktoren aus ganz verschiedenen Bereichen auf die menschliche Gesundheit einwirken. Sie können sowohl aus der natürlichen als auch aus der technischen oder im weitesten Sinne durch den Menschen bestimmten und geprägten Umwelt stammen. Andere Einflüsse aus dem sozialen Umfeld kommen hinzu. Handelt es sich bei diesen Faktoren um von außen kommende Einflüsse, so gibt es daneben auch solche, die im einzelnen Menschen und seinem Verhalten selbst begründet sind, wobei vielfach Wechselwirkungen beobachtet werden können. Je nachdem, um welche Faktoren es sich handelt, sprechen wir daher von *Umwelthygiene*, wenn es sich um Einflüsse aus der natürlichen oder technisch geprägten Umwelt handelt, von *Sozialhygiene*, wenn die sozialen Einflüsse auf die Gesundheit untersucht werden, und von *Individualhygiene*, wenn die im einzelnen begründeten Beeinflussungen der Gesundheit untersucht werden. Zum letztgenannten Bereich gehört als Teilgebiet auch die Psychohygiene.

Die Umwelthygiene ist das wohl wichtigste Teilgebiet der Hygiene, auch wenn der Begriff im öffentlichen Bewußtsein heute ein wenig hinter den Begriff „Umweltmedizin" zurückgetreten ist. Wenn man über dieses Fachgebiet sprechen will, so ist es gut, sich zuerst einmal über den Begriff „Umwelt" klarzuwerden.

Strenggenommen muß man unter Umwelt alles verstehen, was sich um den Menschen herum befindet. Dabei macht es zunächst einmal keinen Unterschied, ob es sich um die „natürliche“ oder die durch den Menschen veränderte Umwelt handelt. Natürliche Umwelt im Sinne einer ursprünglichen, unberührten Natur gibt es auf der Welt praktisch nicht mehr. Selbst in den entlegensten Regionen werden Einflüsse wirksam, die letzten Endes durch Menschen bedingt sind. Allerdings sind manche Einflüsse auch nur schwer eindeutig entweder dem Menschen oder natürlichen Vorgängen zuzuordnen. So hat z.B. der Braunschweiger Botaniker Fellenberg einmal errechnet, daß ein hoher Prozentsatz von z.T. bis über 90 % der Massenschadstoffe aus natürlichen Quellen stammen. Die regionalen Belastungen sind jedoch häufig anthropogenen Ursprungs.

Andererseits gibt es Landschaften, wie die Lüneburger Heide, die uns heute als typisches Beispiel für ein erhalten gebliebenes Stück Natur erscheinen, in Wahrheit aber erst durch den Menschen so geworden sind. Als die ursprünglichen Wälder abgeholzt waren, wurden Heidschnucken auf die Brachflächen geschickt. Sie verhinderten, daß neuer Wald entstand, und sorgten so dafür, daß nur Heide wachsen konnte. Wenn wir heute von natürlicher Umwelt sprechen, dann meinen wir in der Regel die Stoffe und Lebewesen, die auch ohne den Menschen in unserem Umfeld vorhanden sind oder sein könnten, auch wenn ihre Konzentration, Menge oder Zahl durchaus durch menschliche Tätigkeiten beeinflußt sein kann.

Im allgemeinen teilt man die Umwelthygiene nach den klassischen „Elementen“ ein, die bereits im Altertum als Einflußfaktoren angesehen wurden. Wir sprechen von *Wasserhygiene*, wenn wir die vielfältigen Einflüsse des Wassers und seiner Inhaltsstoffe einschließlich der Mikroorganismen auf den Menschen untersuchen – Wasser in Form des Trinkwassers, des Badewassers, des Brauchwassers mit ihren ganz unterschiedlichen Anforderungen, die für die menschliche Gesundheit von Bedeutung sind. Wir sprechen von *Lufthygiene*, wenn wir uns mit der Luft und ihren natürlichen oder künstlichen chemischen Inhaltsstoffen oder auch den über die Luft wirksam werdenden physikalischen Einflüssen befassen. In gleicher Weise können wir von einer Hygiene des Bodens und der Abfallstoffe, von der Lebensmittelhygiene oder der Siedlungshygiene sprechen. Hierbei wird dann jeweils ein bestimmter Bereich in allen seinen Aspekten unter hygienischen Gesichtspunkten untersucht. Man kann aber auch von den einwirkenden Faktoren ausgehen und diese untersuchen. Dann ergibt sich eine Einteilung anderer Art, je nachdem, ob es sich um biologische, chemische oder physikalische Einwirkungen handelt.

I. Geschichtliche Entwicklung

Die *Geschichte der Hygiene* oder der Gesundheitslehre und Gesundheitspflege dürfte so alt sein wie die Menschheit. Hygiene, hier verstanden als gezielte Vermeidung von Einflüssen, die als gefährlich für die Gesundheit erkannt waren, sowie die Anregung gesundheitsfördernder Verhaltensweisen. Erste Zeugen für das Vorhandensein hygienischer Kenntnisse finden sich schon in der assyrisch-babylonischen Geschichte vor 6500 Jahren, als z.B. Techniken der Wasserversorgung und der Abwasserbeseitigung entwickelt und angewendet wurden, die zu einer Vermeidung von Gefahren für die menschliche Gesundheit führten. Auch im Bereich der altvedischen Kultur Vorderindiens, in den Induststädten Mohenjo-Daro und Harappa, wurden bereits im dritten Jahrtausend v. Chr., d.h. vor vier- bis fünftausend Jahren, Volksbäder gebaut, es gab Spülklosetts und auch eine Kanalisation. Hammurapi (1728–1686 v. Chr.) ließ um 1700 v. Chr. – also ebenfalls vor knapp 4000 Jahren – in Babylon die erste zentrale Wasserleitung bauen, die Wasser des Tigris in die Stadt führte. Den hohen Stand der Sanitärhygiene bei den Minoern, die zwischen ca. 2400 und 1200 v. Chr. auf Kreta lebten, kann man z.T. heute noch in den Ruinen sehen. Offensichtlich gab es schon eine Art Trennkanalisation in den minoischen Palästen. In den schmalen Straßen der Ruinenstadt Gournia fand man im Boden Tonwasserröhren, die offenbar die Einraumhäuser versorgten. Aus dem nach dem berühmten Ägyptologen Evers benannten Papyros aus der Zeit um 1500 v. Chr. ergibt sich, daß die Ägypter offensichtlich bereits sehr eingehende Kenntnisse über Infektionskrankheiten besaßen und eine Vielzahl hygienischer Regeln, insbesondere von den Priestern, befolgt werden mußten. Herodot hat die Durchführung der Fleischbeschau bei den alten Ägyptern beschrieben, eine Tätigkeit, die ebenfalls zur Vermeidung hygienischer Risiken diente und zu seiner Zeit offenbar bereits längst etabliert war.

Ob Vorschriften hygienischen Inhalts tatsächlich ihre Wurzeln im Kultischen und Mystischen der verschiedenen Religionen haben, wie Rodenwaldt und Bader meinten, oder ob sie nicht eher aufgrund von Beobachtungen der Natur aufgestellte Regeln sind, die aus Gründen der Durchsetzbarkeit in die Form religiöser oder göttlicher Gebote gekleidet wurden, wie auch andere Gesetze der frühen Hochkulturen, läßt sich schwer entscheiden. Sicher ist, daß die umfassenden hygienischen Vorschriften der Bibel im dritten und vierten Buch Mose im wesentlichen aus ägyptischen Überlieferungen übernommen worden sind. Man geht wohl nicht fehl, ihre Aufnahme in das Alte Testament als ein Zeichen der klugen Einsicht in die menschliche Natur zu nehmen, die bei einer innigen Bindung an die Religion eher bereit ist, Gebote einzuhalten, wenn diese göttlichen Ursprungs sind, als sich aufgrund rationaler Überlegungen einem möglicherweise unbequemen Verbot – und hygienische Gebote sind häufig unbequem – zu unterwerfen. Die Bücher Mose sind vermutlich zwischen 1200 und 400 v. Chr. entstanden und enthalten eine Vielzahl von Vorschriften der Individualhygiene, aber auch der Umwelthygiene. Auch sexuelle Verhaltensweisen wurden in Geboten geregelt.

Wir können heute noch in der Bibel die Gebote für Schwangere und Wöchnerinnen nachlesen, insbesondere auch im Hinblick auf die Schonung der Wöchnerinnen in den ersten Wochen nach der Entbindung oder die Forderung nach Beschneidung aller Knaben am achten Tag nach der Geburt. Die Zirkumzision (Beschneidung) ist offenbar aus Ägypten übernommen worden, war aber dort auf die Priester beschränkt. Es handelt sich bei ihr um eine hygienische Maßnahme, die in warmen Klimaten durchaus sinnvoll ist, da hierdurch Entzündungen durch Parasiten verhindert werden können.

Großen Raum nehmen die Vorschriften über die Bekämpfung und Verhütung von Infektionen ein. Die Notwendigkeit, die eigenen Ausscheidungen zu vergraben, hat natürlich ihren Sinn darin, daß im Boden die Bakterien unschädlich gemacht werden. Eine Kontamination z.B. von Lebensmitteln ist damit nicht mehr möglich. Bis heute haben sich derartige Verhaltensweisen dort erhalten, wo Toiletten nicht zur Verfügung stehen. (So war die gleiche Vorschrift beim Militär unter der Bezeichnung „Spatengang" durchaus geläufig.) Ob in jedem Fall die Kenntnis der möglichen Infektionsgefahren vorhanden war oder ob die Vorschriften auch aus ästhetischen Gründen aufgestellt wurden, mag gleichgültig sein. Die Gebote in bezug auf die eigene Reinigung etwa nach dem Berühren eines toten Tieres oder eines Kranken dürfen aber ihre Ursache sicher in der Beobachtung des Auftretens von Infektionen nach derartigen Kontakten haben. Nach dem Reinigen wurde sogar meist noch eine Karenzzeit vorgeschrieben, um sicherzugehen, daß die Gefahren beseitigt waren. In der Sprache der Bibel wird der betreffende Mensch in dieser Zeit als „unrein" bezeichnet.

In allen Religionsbüchern finden sich Gebote über Nahrung und Nahrungsmittel. So werden Tiere eingeteilt in reine und unreine Arten. Während „reine" Tiere verzehrt werden dürfen, gilt ein Verbot für die „unreinen" Arten. Auch gibt es Vorschriften im Hinblick auf den Verzehr getöteter Tiere, wie die Tötung der Tiere zu erfolgen hat und wie lange das Fleisch dieser Tiere eßbar ist. Aas zu essen oder auch nur zu berühren ist stets verboten. Wer Aas trotzdem gegessen hat, gilt selber für eine gewisse Zeit als unrein. Auch müssen die Kleider gereinigt werden, die in Kontakt mit gefallenen Tieren gekommen sind. Die Begriffe „rein" und „unrein" sind hier nicht im Sinne von Sauberkeit oder Unsauberkeit zu verstehen. Unrein stellt vielmehr einen Zustand dar, in dem der Betreffende andere nicht berühren sollte oder bestimmte Tätigkeiten zu unterlassen hat. Der kultische Begriff der Reinheit dient offenbar dazu, dem Menschen die Gebote und die Notwendigkeit ihrer Einhaltung einsichtig zu machen.

Der Koran, das heilige Buch des Islam, hat vieles aus den jüdischen Gesetzen übernommen und weiterentwickelt. Heute sind diese Vorschriften in der Scharia, im Gesetz des Islams, zu finden. Das islamische Recht ist kein kodifiziertes oder systematisiertes Rechtssystem, sondern eine Darstellung von Verhaltensnormen, die sich aus dem Koran sowie aus Hadith (Mitteilung) und Sunna (Herkommen) ableiten. Die Sunna wurde von Mohammeds kluger Witwe Aisha maßgeblich beeinflußt. Es handelt sich dabei um ein die religiösen Vorschriften ergänzendes Gewohnheitsrecht aus mündlicher Überlieferung. Manche Speiseverbote, auch die Einteilung der Tiere in rein und unrein, wie sie aus heidnischer Zeit oder aus der Bibel bekannt sind, wurden in der Scharia aufgehoben. Andere Vorschriften haben jedoch ihre Gültigkeit behalten.

Der Weg hygienischer Gebote aus dem Orient in den europäischen Kulturkreis ist zweigeteilt. Auf der einen Seite wurden Gebote, die z.T. noch auf ägyptische Vorstellungen zur Umwelthygiene zurückgehen, durch Juden über Griechenland, Kreta und Zypern nach Europa gebracht. Auf der anderen Seite ist offenbar auch manches durch die Araber und den Islam über Spanien nach Europa gelangt. Von den Ägyptern stammen die recht genauen Kenntnisse über die Möglichkeiten und Techniken der Wasserversorgung und die Beseitigung der Abwässer, worüber sich in den alttestamentarischen Büchern der Bibel so gut wie nichts findet, während die Ägypter z.B. schon die Abwasserverrieselung kannten und anwendeten.

Auch in der griechischen Mythologie gibt es Hinweise auf die Hygiene. Rodenwaldt und Bader sind der Ansicht, daß wesentliche Teile des Mythos des Herakles als Hinweise auf große Sanierungswerke hygienischer Art verstanden werden müßten. Die Ausmistung des Augiasstalles stellt danach die erste Form einer Schwemmkanalisation dar. Die Bekämpfung der lernäischen Hydra soll demnach ein Malariasanierungswerk am Golf von Argos gewesen sein, der Ringkampf mit dem stierköpfigen Dämonen Acheloos symbolisiere die Trokkenlegung eines Auffüllungsdeltas in Ätolien.

Die Wasserversorgung antiker Städte gehört sicher zu den großartigsten hygienisch-technischen Leistungen der Vergangenheit. Erste Wasser- und Kanalisationsleitungen finden sich in den Ruinen minoischer Städte auf Kreta. Noch heute kann man in Knossos, aber auch an anderen Stellen die rund 4 000 Jahre alten Werke bewundern. Häufig wurde zuerst das örtliche Wasserangebot genutzt. Reichte dies aber bei zunehmender Entwicklung der Städte nicht aus, so mußte Wasser von weiter entfernt liegenden Gegenden herangeführt werden.

Ein Beispiel ist die Versorgung Pergamons, das im vierten Jahrhundert v. Chr. auf einem 300 m aus dem Kaikostal aufragenden Burgfelsen errichtet worden war. Ein System aus 80 Zisternen, in denen das Regenwasser gesammelt wurde, reichte bald nicht mehr zur Versorgung der Stadt aus. Über ein- und doppelsträngige Tonrohrleitungen mußte Wasser herangeführt werden, über weite Strecken sogar als Druckleitung. Die Dichtungen der Tonröhren – in römischer Zeit wurden auch Steinrohre verwendet – bestanden aus Mischungen von Sand, Schluff, Ton, Ätzkalk und Öl, die, sobald sie feucht wurden, aufquollen und die Leitungen dicht abschlossen. Bei größeren Höhenunterschieden reichte die Druckfestigkeit jedoch häufig nicht aus. Hier wurden dann auch Bleirohrleitungen verwendet, wie am Rande der Königsstadt von Pergamon, wo ein Bergeinschnitt überwunden werden mußte. Eine solche Leitung, die einem Druck von fast 200 m Wassersäule standzuhalten hatte, war zweifellos eine der großartigsten Leistungen der antiken Hydrotechnik.

Aber auch andere hygienisch begründete Forderungen wurden im klassischen Altertum aufgestellt. Bereits 800 v. Chr. hatte Lykurg in Sparta gefordert, daß der Staat für die Gesundheit der Bürger zu sorgen hätte, wobei er vor allen Dingen an eine Gesundheitserziehung dachte, so wie später auch andere griechische Gesetzgeber und Philosophen, etwa Solon, Pythagoras, Plato und Aristoteles. Gesundheitsbeamte sollten für die Körperertüchtigung der Bürger sorgen. Aber auch umwelthygienische Aufgaben wurden städtischen Beamten übertragen. Stadtaufseher hatten über den Häuserbau und die Wasserversorgung zu wachen. Aristoteles schrieb, „daß das, was wir am meisten für den Körper brauchen, auch den meisten Einfluß auf die Gesundheit hat, dies ist besonders die Luft und das Wasser. Für eine Stadt ist das Notwendigste eine gesunde Lage. Wasser und Quellen müssen in gehöriger Menge möglichst in der Stadt selbst vorhanden sein. Ist dies nicht der Fall, so wird durch Anlage von zahlreichen großen Behältern zur Aufnahme des Regenwassers geholfen ...".

Pythagoras und seine Schüler sorgten für die Trockenlegung von Sümpfen, um so die Malaria zu bekämpfen. Empedokles plante und baute ein grandioses Werk zur Belüftung der Stadt Agrigent. Er ließ einen Berg durchstechen, um die erhitzte Bergmuschel durch die Zufuhr von kühlem Nordwind gegen den Scirocco zu schützen. In kaum einer der heutigen Städte dürfte bei der Planung die Belüftung von Stadt oder Stadtteilen eine nennenswerte Rolle gespielt haben. Nur in Ausnahmefällen wird vermutlich auch heute noch die Heranführung entweder kühlerer oder wärmerer und vor allen Dingen sauberer Luft systematisch geplant.

Hippokrates von Kos (460–377 v. Chr.) gab der Entwicklung der Medizin und der Hygiene neue Impulse. Er führte die Krankheiten auf natürliche Ursachen zurück und rief zu ihrer Erforschung auf. Die Untersuchung der Natur sollte zur Unterscheidung guter und schädlicher Wirkungen führen. Er differenzierte die Krankheiten danach, ob sie für eine bestimmte Gegend typisch oder ob viele Menschen derselben Gegend zur gleichen Zeit von ihr betroffen worden waren. Er hatte also bereits den Unterschied zwischen Endemien und Epidemien erkannt. In seiner Abhandlung über Luft, Wasser und Landschaften werden viele hygienische Fragen erörtert, so der Einfluß der Nahrung, der Lebensweise aber auch des Klimas auf die Gesundheit. Selbst wohnungs- und arbeitshygienische Fragen, ja sogar die sozialen Einflüsse wurden von ihm untersucht.

In Rom waren auf den *zwölf Tafeln* hygienische Vorschriften verzeichnet. Hierzu gehörte die Beaufsichtigung des Verkehrs mit Lebensmitteln, der Abwasserbeseitigung und der Kanäle. Es gab auch Regeln über die Leichenbestattung einschließlich des Verbots von Beerdigungen in der Stadt. Der Zusammenhang zwischen Bodenverhältnissen und dem Entstehen von Fiebern war bekannt. So legte man, um die Malaria zu bekämpfen, die Pontinischen Sümpfe trocken, wobei tönerne Drainagerohre verwendet wurden.

Auch wenn die Römer vieles von den Griechen übernommen haben, so entwickelten sie doch überwiegend andere Systeme der Wasserführung. Insbesondere wurden offene Wasserleitungen, die Aquädukte, gebaut, um Wasser über große Entfernungen heranzutransportieren. Je nach den geologischen Gegebenheiten wurde das Wasser entweder über offene Kanäle herangeführt oder, wenn es galt, Täler zu überwinden und der Bau von Aquädukten aus irgendwelchen Gründen nicht möglich war, in Druckrohrleitungen, die in erster Linie aus Blei, aber teilweise auch aus Ton bestanden. Die erste römische Wasserleitung baute Ancus Marcius bereits 614 v. Chr. Die Aqua marcia hat eine Länge von 10 km. Frontinus, über viele Jahre Wasserkurator Roms, ein hochrangiger Posten, hat das System der Wasserleitungen, die Rom versorgten, ausführlich beschrieben. Unvorstellbar scheint die Wassermenge, die den römischen Bürgern zur Verfügung stand: 1400 Liter pro Tag und Einwohner! Sie waren die Grundlage für die Badekultur des alten Roms. Der fünfte König Tarquinius Priscus baute die ersten unterirdischen Abwasseranlagen. Ihr Hauptsammler, die Cloaca maxima wird heute noch als Regenwasserkanal benutzt. Sie stammte in ihren Anfängen aus dem 6. Jahrhundert v. Chr. Vitruvius begründete mit hygienischen Argumenten die Bauordnungen von Augustus und Trajan. Eine spezielle Bau- und Gesundheitspolizei überwachte die öffentliche Hygiene.

Galen und Celsius waren die großen Ärzte am Beginn unserer Zeitrechnung. Galen, von dem die Einteilung der Medizin in die *Gesundheitspflege* (Hygieinón) und die *Therapie* (Therapeutikón) stammte, betonte den Vorrang der Gesundheitspflege vor der Behandlung der Krankheit. Dabei waren seine Vorstellungen über die Funktionen des Körpers und die darauf einwirkenden Kräfte für unsere heutigen Begriffe allenfalls bruchstückhaft: Gesundheit bedeutete für ihn eine harmonische Mischung der Körpersäfte und ihrer verschiedenen Zustände wie kalt, warm, feucht und trocken. Das Streben hiernach wurde auch als „Diätetik" bezeichnet. Bedeutend waren die von Galen erkannten Einflüsse der Ernährung auf die Gesundheit. Viele der Vorstellungen Galens kann man heute der Individualhygiene zuordnen. Sie wurden von den führenden islamisch-arabischen Ärzten übernommen, weiterentwickelt und verfeinert. Manches kam dann im Mittelalter aus dem Arabischen wieder ins Lateinische übersetzt nach Europa zurück.

Einen Einschnitt, auch in der Entwicklung der Hygiene, brachte der Verfall des römischen Weltreiches und das Einsetzen der Völkerwanderung. Viele hygienische und technische Erkenntnisse gerieten in Vergessenheit, die Bauwerke wurden nicht mehr gepflegt. Trotzdem ergaben sich auch in dieser Zeit neue medizinisch-hygienische Erkenntnisse. So unterschied etwa Gregor von Tours 581 n. Chr. die Blattern von der Pest. Auch die vermutlich erste Pockeneinschleppung nach Europa im 6. Jahrhundert wurde beschrieben. Doch veränderten sich die Auffassungen in dieser Zeit grundlegend. Infektionskranke wurden eher unter dem Gesichtspunkt der Nächstenliebe behandelt, als daß Maßnahmen zur Ausrottung der Seuchen ergriffen wurden, eine sicher zum guten Teil auf die Christianisierung zurückzuführende Entwicklung. Im Gegensatz zur Unterscheidung von rein und unrein auch bei Menschen, wie sie das Alte Testament lehrte, war für die Christen alles, was vom Menschen ausging, nichts, was ihn verunreinigen konnte. Hinzu kam eine Abkehr vom Irdischen und eine hohe Bewertung der Askese bis zur Ablehnung und Verachtung der Pflege des sündigen Leibes. Damit wurde auch die Forderung nach Reinlichkeit aufgegeben, da das Diesseits ohnehin nur eine Übergangszeit von zweifelhaftem Wert war. Finkelnburg schreibt, daß die heilige Edilthryda am Ende des 7. Jahrhunderts ihre Bäder auf die drei höchsten Festtage des Jahres beschränkte. Die heilige Agnes (gestorben 1077) soll sich aus Frömmigkeit jedes Bad versagt haben und auch die heilige Margareta wusch sich aus diesem Grunde zuletzt gar nicht mehr. Die Nonnen des Klosters Geisenfeld erhielten einen scharfen Tadel, weil sie alle 14 Tage badeten. Erst über die Kreuzfahrer ist die Badekultur nach Europa zurückgekehrt, da im arabischen Raum die alten Traditionen weitergelebt hatten. Die arabische Architektur im südlichen Spanien legt hiervon noch heute Zeugnis ab.

Die Äbtissin Hildegard von Bingen wandte sich gegen die negative Einstellung zu Körper und Gesundheit, die ihrer Auffassung nach nicht im Sinne des Christentums war. Hildegard setzte sich in ihren Schriften mit den „Sex res non naturales" auseinander, die Diokles von Karystos in seinem Buch *Hygieina* beschrieben hatte. Es sind Licht und Luft, Speise und Trank, Arbeit und Ruhe, Schlaf und Wachen, Ausscheidungen und Absonderungen sowie die Anregungen des Gemüts, die so gemischt sein sollten, daß eine *Eukrasia* entstände, also ein optimales Verhältnis der Körpersäfte. Hier werden Anschauungen Galens wieder sichtbar.

Hatte Cato der Ältere noch gefordert, „man müsse alte oder kranke Sklaven wie altes Eisen oder unnütze Hausgeräte sich vom Leibe schaffen", traten durch das Christentum die Nächstenliebe und die Verantwortung für die Kranken, Schwachen und Armen in den Vordergrund. In den Klöstern entstanden bereits im frühen Mittelalter Krankenräume. Im 6.–8. Jahrhundert wurden die ersten Krankenhäuser von Klöstern gegründet, wie das Haus auf dem Monte Cassino im 6., das Hôtel de Dieu in Paris im 7. und San Spirito in Rom im 8. Jahrhundert. In Deutschland trug der deutsche Ritterorden viel zur Entwicklung der Krankenpflege bei.

Die städtische Hygiene war aber noch über lange Zeit sehr unzureichend. Kenntnisse über Wasserversorgung und öffentliche Reinlichkeit waren häufig nicht vorhanden. Eine Beseitigung von Abfällen und Abwasser fand nicht statt oder war ungenügend. Auch die Kenntnisse über die Zusammenhänge bei der Entstehung von Krankheiten reichten bei weitem nicht aus. In der Enge der mittelalterlichen Städte, die u. a. bedingt war durch die Stadtmauern, sammelte sich der Unrat. Nürnberg war die erste Stadt, die 1368 eine Pflasterung einführte, womit nicht nur die Verkehrsbedingungen besser wurden, sondern auch eine bessere Reinigung der Straßen möglich wurde. In anderen Städten wurden erst hundert oder mehr Jahre später gelegentliche Straßenreinigungen durch die Fuhrleute zur Pflicht gemacht. Das Trinkwasser wurde häufig über Brunnen gewonnen oder aus dem nächstgelegenen Fluß geholt. Goslar hatte schon um 1200 die Entnahmestelle flußaufwärts verlegt, um weniger verschmutztes Wasser zu gewinnen. Hingegen baute Lübeck noch 100 Jahre später zwar eine technisch beachtliche Wasserkunst zur Hebung des Wassers, legte aber nur kurze Zeit später eine Entnahmestelle für eine weitere Leitung unterhalb des Abflusses des städtischen Schlachthofes an die Wakenitz. Augsburg errichtete 1412 die erste städtische Wasserleitung, bis dahin fand die Versorgung entweder aus Brunnen, die häufig nicht den einfachsten hygienischen Ansprüchen genügten, oder mit Flußwasser statt. In Hamburg erfolgte die Flußwasserentnahme aus der Elbe ohne weitere Wasseraufbereitung bis in die 90er Jahre des letzten Jahrhunderts, als die letzte große Cholera-Epidemie in Deutschland 1892 die Gefahren derartiger Verfahren allen drastisch vor Augen führte.

Die Pest-Epidemien des Mittelalters lösten sehr unterschiedliche „hygienische" Reaktionen aus. Schon bei der justitianischen Pest im 6. Jahrhundert hatte man versucht, mit Erhöhung der Zahl der Festtage, Prozessionen, Kasteiungen und ähnlichem ihrer Herr zu werden. Auch im 14. Jahrhundert zeigte sich eine Flucht in Religiosität oder andere mystische Vorstellungen. So machte die Pariser Fakultät im Pestjahr 1345 eine besondere Gestirnskonstellation, die Konjunktion der drei größten Planeten, für die Seuche verantwortlich und die Leipziger Fakultät gutachtete, daß die Pest mit Überschwemmungen und Heuschreckenschwärmen zusammenhinge. Doch begann in Italien bereits eine Rückbesinnung auf kritisches Beobachten und daraus abgeleitete Abwehrmaßnahmen. Venedig führte eine 40tägige Quarantäne (40 Tage – quaranta giorni) ein, auch entstanden im 15. Jahrhundert zuerst in Venedig, dann aber auch an anderen Stellen, Seuchenräte und erste Gesundheitsbehörden, die häufig über die reine Seuchenbekämpfung hinausgehende Befugnisse in hygienischen Fragen hatten. Ihre Bedeutung schrumpfte mit der nachlassenden Seuchengefahr allerdings wieder.

Manche der Maßnahmen zur Bekämpfung der Seuchen waren durchaus geeignet, die Krankheitsausbreitung zumindest zu erschweren, wenn nicht zu unterbrechen. Hierzu gehörte die Isolierung der Kranken, die Schließung ihrer Häuser, die Einschränkung des Personen- und Warenverkehrs aus Epidemiegebieten sowie die schnellstmögliche Bestattung der Toten. Um das auslösende Agens – Kenntnisse von Bakterien hatte man noch nicht – zu beseitigen, wurden die Häuser ausgeräuchert. Ein Bericht aus Montpellier von 1630 schildert den ganzen Katalog von Maßnahmen zur Bekämpfung der Erreger einschließlich der Ausräucherung der Häuser. Wir wissen heute, daß der Rauch u.a. Formaldehyd enthält (Trillat 1905), so daß bei der langen Einwirkungszeit eine Wirksamkeit auch gegen Mikroorganismen denkbar ist. In jedem Fall dürfte der Rauch aber die Ratten aus den Häusern vertrieben haben und damit auch den die Pesterreger übertragenden Rattenfloh. Ähnlich dürften die Räucherungen, die Hippokrates zur Malariabekämpfung angeordnet hatte, mehr zur Vertreibung oder Abtötung der Überträger als zur Vernichtung der Erreger geführt haben.

Im ausgehenden Mittelalter gab es erste Überlegungen zu den Seuchen, die in die richtige Richtung wiesen. Es sei erinnert an Fracastoro (1478–1553), der von ansteckenden Stoffen sprach. Er nannte sie Krankheitssamen, die für jede Krankheit spezifisch wären, und stellte einen Katalog der wichtigsten Infektionskrankheiten zusammen, bei denen derartige Stoffe wirksam sein sollten. Auch die Übertragungswege wurden von ihm bereits beschrieben. 1646 wies Athanasius Kircher mit einem sehr einfachen Mikroskop im Blut kleinste Lebewesen nach, ohne die wahre Bedeutung jedoch zu erkennen. Ob es sich wirklich um Bakterien gehandelt hat, muß allerdings fraglich bleiben. Dagegen hat Leeuwenhoek 1675 mit Sicherheit bereits Bakterien gesehen. Aber noch 1775 konnte Spallanzani sich nicht durchsetzen, als er die Urzeugung ins Reich der Fabel verwies, obwohl bereits 1769 der

Wiener Arzt Plencziz eine Theorie über die ätiologische Bedeutung der Mikroorganismen für die Verbreitung der Seuchen veröffentlicht hatte, die allerdings ebenfalls kein hinreichendes Echo fand.

Auch die Zusammenhänge zwischen anderen Krankheiten, bei denen, wie wir heute sagen würden, Umweltfaktoren eine Rolle spielten, erkannte man erst allmählich. Bernardino Ramazzini veröffentlichte 1700 ein Buch über die Krankheiten der Handwerker und Künstler sowie der Mittel sich davor zu schützen. Es ist das erste Werk über Arbeitshygiene und Berufskrankheiten und wurde noch vor hundert Jahren herangezogen. Ramazzini forderte die Ärzte auf, die Ursachen der Erkrankung zu suchen und für ihre Beseitigung zu sorgen, also die Hygiene am Arbeitsplatz zu verbessern.

Es folgten in den nächsten Jahrzehnten neue Erkenntnisse über die Wundinfektionen und ihre Auswirkungen auf die Krankenhäuser. Medizinalordnungen, wie sie schon von Friedrich II. von Hohenstaufen für Sizilien herausgegeben worden waren, breiteten sich immer mehr aus, um einerseits den Ärztestand zu verbessern, andererseits aber vor allen Dingen mehr für die Krankheitsvorbeugung, aber auch für die Behandlung der Kranken tun zu können.

In Nürnberg gab es seit dem Anfang des 16. Jahrhunderts umfassende Vorschriften über die Behandlung der Lebensmittel, die Reinhaltung von Straßen, die Behandlung der Kleider und des Bettzeugs von Kranken und ähnlichem. Augsburg hatte bereits im 13. Jahrhundert zur Verbesserung der Fleischhygiene ein öffentliches Schlachthaus eingerichtet und verfügt, daß finniges Fleisch nur an einer Freibank verkauft werden durfte. Wenn das Schwergewicht der Medizinalordnungen auch auf der Ausbildung und Tätigkeit der Ärzte lag, so wurden doch häufig auch andere Fragen, wie die Reinhaltung von Luft, Boden und Wasser, behandelt. Insbesondere die Seuchenbekämpfung war ein wichtiger Bestandteil der Ordnungen, so z.B. in den Gesundheitsgesetzen Venedigs, die um 1500 erlassen wurden. In Preußen wurde im 18. Jahrhundert zusätzlich zu dem bereits bestehenden Collegium medicum ein

Collegium sanitatis ins Leben gerufen, das der Volksmund Pest-Collegium nannte. Es war zuständig für alle Maßnahmen der Seuchenbekämpfung. Durch den Zusammenschluß mit dem Collegium medicum hundert Jahre später verkümmerte die vorbeugende Gesundheitspflege allerdings wieder.

Herausragend in der Geschichte der Hygiene ist Johann Peter Frank (1745–1821). In seinem umfangreichen Werk „System einer vollständigen medicinischen Polizey", dessen erster Band 1778 erschien und das erst über 10 Jahre später vollständig vorlag, finden sich viele Gedanken nicht nur zur Sozial- und Individualhygiene, sondern auch generell zur Hygiene. Die Schulhygiene war ihm, wie auch Bernhard Christoph Faust aus Schaumburg-Lippe, ein besonderes Anliegen. Von diesen Autoren führt ein Weg über Hufelands Makrobiotik aus dem Jahre 1796 bis hin zu Salomon Neumann und Rudolf Virchow, die Mitte des letzten Jahrhunderts Gedanken zu einer Verbesserung der vorbeugenden Gesundheitspflege veröffentlichten.

Während die Pest zurückging, breiteten sich in Europa andere Infektionskrankheiten, wie die Pocken, die Diphtherie, das Fleckfieber, die Ruhr und der Typhus immer stärker aus und forderten Hunderttausende von Opfern, insbesondere in Kriegszeiten.

Versuche einer Pockenimpfung mit eingetrockneten Pokkenkrusten hatte es sowohl in China als auch in der Türkei bereits im 18. Jahrhundert gegeben. Der englische Landarzt Edward Jenner (1749–1823) war es, der dann feststellte, daß Menschen, die sich mit Kuhpocken infiziert hatten, ebenfalls vor den Pocken geschützt waren. Seine Publikation über die Pockenschutzimpfung 1798 eröffnete erstmals die Möglichkeit, gezielt eine Infektionskrankheit zu verhindern.

Die Entwicklung einer wissenschaftlich begründeten Ursachenforschung als Basis der modernen Hygiene ist in Deutschland verknüpft mit den Namen Max von Pettenkofer und Robert Koch. Pettenkofer erkannte die Bedeutung der Hygiene oder Gesundheitslehre für den einzelnen sowie für die Gemeinschaft, verlangte aber zu Recht, daß sie einer soliden experimentellen Basis bedürfe. Er leitete die Entwicklung zu einer umfassenden Umweltforschung ein. 1853 hielt er in München das erste experimentelle Kolleg über Hygiene und wurde dort 1865 mit der ersten Professur für dieses Fach betraut. In den folgenden Jahrzehnten wurden Hygiene-Institute an allen deutschen Universitäten gegründet.

Da die Infektionskrankheiten im vorigen Jahrhundert die häufigsten Krankheiten und Todesursachen waren, lag das Schwergewicht der Arbeit dieser Institute auch in der Erforschung und Bekämpfung der Infektionskrankheiten. Hatten in den ersten Jahren bedeutende Hygieniker wie Carl Flügge und Max Rubner Themen aus der gesamten Umwelthygiene bearbeitet, so stand doch bei den meisten die Infektionskrankheitenforschung im Vordergrund. Die von Jacob Henle 1840 aufgestellten Postulate, die im Grunde genommen eine Weiterentwicklung der Gedanken von Plenczíz 1762 waren, forderten, einen Erreger als Verursacher einer Infektionskrankheit nur anzuerkennen, wenn er bei einem erkrankten Lebewesen konstant nachzuweisen wäre und es gelänge, ihn außerhalb des erkrankten Organismus rein zu züchten und mit der Reinkultur die Krankheit wieder zu erzeugen. Robert Koch hat als erster diese Postulate mit seinen Studien über den Milzbrandbazillus erfüllt, obwohl andere, wie Pollender, die Milzbrandstäbchen sicher schon früher gesehen hatten.

Die Einführung aseptischer Maßnahmen durch Ignaz Semmelweis und antiseptischer Maßnahmen durch Joseph Lister 20 Jahre später, ergaben die Grundlage für die Verhütung der Infektionsübertragung. Der mit der Entdeckung der Erreger einsetzende Streit zwischen Pettenkofer und seiner Schule einerseits und Robert Koch und seinen Schülern andererseits über die Ursachen der Infektionen war eigentlich müßig, Pettenkofer hielt örtliche Einflüsse für entscheidend beim Zustandekommen von Infektionskrankheiten, hingegen waren für Koch die Mikroorganismen die wesentliche Ursache. Natürlich hatte Robert Koch mit seiner Ansicht recht, daß für die Ausbreitung der Infektionen die Erreger Voraussetzung waren, doch lag auch Pettenkofer nicht falsch, wenn er die örtlichen und persönlichen Voraussetzungen als wichtige Bedingungen ansah, so wie es Plenczi z bereits über 100 Jahre vorher gesagt hatte, was im übrigen auch Koch bei seinen infektionshygienischen Arbeiten nicht anders sah. Pettenkofers Untersuchungen betrafen eine Vielzahl von Teilgebieten der Hygiene, er arbeitete über Fragen der Bauhygiene, der Raumheizung, der Raumlüftung, der Luftverunreinigung, über Beleuchtung, Kleidung, aber auch über Wasserversorgung und Kanalisation, das Selbstreinigungsvermögen von Flüssen und Seen. Fragen der Ernährung oder des Städtebaus wurden von ihm genauso bearbeitet, wie die Epidemiologie. Auch Robert Kochs Arbeiten zeigen, welch großen Raum bei ihm neben der mikrobiologischen Grundlagenforschung hygienische Fragen einnahmen, d.h. Fragen zur Verhütung der Infektionskrankheiten.

Heute ist das Fach Hygiene in der Ausbildung der Ärzte und in der Forschung fest etabliert, auch wenn es manchmal so aussieht, daß von den zwei Teilen der Medizin, die Galen unterschied, fast nur der eine, nämlich Diagnostik und Therapie von Krankheiten, das ärztliche Handeln bestimmen würde.

Das andere Teilgebiet der Medizin, die Hygiene, unterscheidet sich in charakteristischer Weise von der gesamten übrigen Medizin, da sie ein andersartiges Denken erfordert. Nicht die Erkennung einer Krankheit und die Suche nach den bestmöglichen Heilmethoden steht im Vordergrund, sondern die Erkennung von Krankheitsursachen oder genaugenommen sogar die Erkennung von möglichen Ursachen für Störungen der Gesundheit und ihre Beseitigung. Das Denken des Hygienikers ist somit nahezu ausschließlich prophylaktisch ausgerichtet, d.h. vorbeugend, um Krankheiten, soweit es machbar ist, zu verhindern.

Lange Zeit erschien es so, als ob dies zumindest auf einem Gebiet hervorragend gelungen wäre, nämlich auf dem Gebiet der Infektionskrankheiten. Die klassischen großen Seuchen stellen gegenwärtig, soweit es die Industriestaaten betrifft, keine Gefahr dar. Seuchenzüge, wie sie die Vergangenheit gebracht hat und wie sie in anderen Gebieten der Erde auch heute noch vorkommen, schienen lange Zeit in den Industriestaaten unmöglich zu sein. Die meisten Krankheitserreger waren entdeckt, zumindest die Erreger der großen Seuchen, soweit es sich um Bakterien und Pilze handelte. Auch schienen genügend Medikamente zu ihrer Behandlung zur Verfügung zu stehen. Die Möglichkeit der ursächlichen, der kausalen Therapie führte aber dazu, daß der Gedanke an die Vorbeugung zurückgedrängt wurde. Eine aufwendige Vorbeugung erschien nicht mehr notwendig, man konnte die Krankheiten ja behandeln. Inzwischen zeigt sich, daß dies in vielen Fällen nicht mehr so ganz einfach ist und daß eine Vernachlässigung der Vorbeugung die alten Seuchen wieder auferstehen lassen kann. Es sei nur erinnert an die in den letzten Jahren ablaufende große Diphtherieepidemie im östlichen Europa. Ausbreitungen, auch in die westlichen Industriestaaten, erscheinen jederzeit möglich. Auch ist der scheinbar unaufhaltsame Rückgang der Tuberkulose in diesen Ländern zum Stillstand gekommen, sie nimmt wieder, z.T. bedingt durch Zuwanderung, leicht zu, vor allen Dingen treten aber an vielen Stellen Erreger auf, die gegen alle oder zumindest die meisten der bisher gebräuchlichen Medikamente resistent geworden sind. Ist ein Erreger aber durch diese Medikamente nicht mehr angreifbar, dann ist die gleiche Situation gegeben wie vor 50 Jahren: Nur durch hygienische Maßnahmen kann dann die Ausbreitung der Krankheit zurückgedrängt werden.

Es muß auch bedenklich stimmen, wenn Untersuchungen ergeben, daß ein Drittel aller Patienten, die sich ärztlich behandeln lassen, wegen Infektionen in die Arztpraxis kommen. Hierbei handelt es sich nicht um die klassischen Seuchen, aber immerhin um Infektionen, die doch in erheblichem Ausmaß die Gesundheit beeinträchtigen, in einigen Fällen auch ohne weiteres zum Tode führen können. In Deutschland haben in den letzten Jahren die Enteritiserkrankungen das Ausmaß einer großen Epidemie angenommen. Allein die Zahl der gemeldeten Erkrankungen beträgt weit über 200000 Fälle pro Jahr, hinzu kommt eine hohe Dunkelziffer. Fachleute schätzen, daß mindestens zwei Millionen Menschen im Jahr erkranken. Zwar sind diese Erkrankungen meist relativ leicht und lassen sich recht gut behandeln, in einer nicht unerheblichen Zahl der Fälle erkranken die Patienten jedoch schwer und sterben unter Umständen auch an bestimmten Formen von Enteritiden. Das scheinbare Verschwinden der großen Seuchen hat auch ein wenig den Blick dafür getrübt, daß diese Seuchen durch den modernen Reiseverkehr jederzeit eingeschleppt werden können und dann in den Industriestaaten, die notwendigen Vorkehrungen vorhanden sein müssen, um die Ausbreitung sicher zu verhindern und um die Erkrankungen bei den Patienten diagnostizieren und heilen zu können. Zur Zeit dürfte dies in Deutschland kaum im wünschenswerten Umfang gegeben sein.

Für die Hygiene haben sich aber in den letzten Jahren im verstärkten Umfang neue Fragestellungen ergeben. In den modernen Industriestaaten wirken eine Vielzahl von Faktoren auf den Menschen ein, die seine Gesundheit schädigen können. Auch wenn bis heute die Zahl der nachweisbaren Gesundheitsschäden durch chemische Einflüsse gering ist, so sind die Besorgnisse doch groß und der Bedarf an Untersuchungen über die Gefahren ebenfalls.

II. Einwirkungen aus der Umwelt auf die Gesundheit

Die Menschen sind, gleichgültig, ob sie in einer „natürlichen" oder in einer „technisierten", durch den Menschen beeinflußten Umwelt leben, einer Vielzahl von Faktoren ausgesetzt, die ihre Gesundheit in positiver oder negativer Hinsicht beeinflussen können. Bei sehr vielen Faktoren hat eine jahrtausendelange Anpassung stattgefunden, so daß der Mensch durch sie nicht mehr gefährdet wird. Die Faktoren können dabei biologischer Art sein: Tiere, Pflanzen und Mikroorganismen können die Gesundheit des Menschen gefährden, ihm aber auch helfen, in der Umwelt zu überleben. Es können chemische Stoffe sein, die einerseits notwendig sind für seine Lebenserhaltung, wie ohnehin chemische Umsetzungen die Grundlage allen Lebens sind, andererseits aber können chemische Stoffe die Gesundheit des Menschen schädigen. Schließlich können auch physikalische Einwirkungen wiederum in beiden Richtungen wirksam werden.

1. Biologische Einwirkungen auf die Gesundheit

Tiere und Pflanzen haben vor allem als Bestandteile der Ernährung Bedeutung für die menschliche Gesundheit. Daneben spielen Tiere als Überträger von Krankheiten eine Rolle und u.U. auch als Belastungsfaktor für die Umwelt, wenn man etwa an die erhebliche Methanproduktion im Darm von Großtieren denkt. Auch Pflanzen sind unabhängig von ihrer Aufnahme als Nahrungsmittel für den Menschen von Bedeutung. Sie regeln das globale Gleichgewicht zwischen Sauerstoffproduktion und -verbrauch ebenso wie zwischen Kohlendioxidproduktion und -verbrauch, wobei sich die Menschen beim Kohlendioxid gerade außerordentlich bemühen, das natürliche Gleichgewicht durch massenhafte Verbrennung fossiler Stoffe so zu verschieben, daß eine Vielzahl von Veränderungen der Umwelt die Folge sein könnte. Die Pflanzen sind aber auch von Bedeutung durch die Produktion zahlreicher

Stoffe, die z. B. über die Luft auf den Menschen übertragen werden können. Die von Pflanzen abgegebenen Pollen führen bei manchen Menschen zu einer dauernden oder zeitweisen Allergie oder Überempfindlichkeit, die so stark sein kann, daß schwere Gesundheitsbeeinträchtigungen auftreten, sobald der Mensch mit Pollen in Kontakt kommt.

Von ungleich größerer Zahl als Tiere und Pflanzen zusammen sind die *Mikroorganismen.* Hierzu zählen, obwohl sie genaugenommen nicht mehr zu den Mikroorganismen gehören, auch eine Reihe von tierischen Kleinparasiten, vor allem Protoplasmen, Bakterien, Pilze und Viren sowie einige Zwischenstufen. Erforscht wurden in der Vergangenheit vor allem aber die pathogenen Arten, da sie direkte Bedeutung für den Menschen haben. Inzwischen kennen wir eine große Zahl von Mikroorganismen und wissen, daß sie an allen wichtigen Vorgängen in der Natur zumindest mitwirken, wenn sie nicht sogar die entscheidenden Träger einer bestimmten Entwicklung sind. Mikroorganismen sorgen für den Abbau von Ausscheidungen und von toten Tieren und Pflanzen. Sie mineralisieren aber auch künstlich erzeugte chemische Stoffe oder bauen sie um in neue organische Substanzen. Auch feste Naturstoffe können durch sie verändert werden. Durch ihre ungeheure Anpassungsfähigkeit und ihre Vielzahl sind sie in der Lage, nahezu alle Stoffe in den natürlichen Kreislauf zurückzuführen. Je nach den örtlichen Bedingungen gibt es Selektionen, die zum Überwiegen bestimmter Arten führen. Ändern sich die Verhältnisse, werden andere Arten begünstigt und treten in den Vordergrund. Werden bestimmte Stoffe „angeboten", dann werden entweder durch Anpassung bestimmte Enzymsysteme aktiviert, die diese Stoffe abbauen oder aber Arten, die dies von vornherein beherrschen, vermehren sich entsprechend. So verschwindet Mineralöl, das bei Unfällen in den Erdboden oder in das Meer gelangt, in der Regel nach erstaunlich kurzer Zeit, weil abbauende Mikroorganismen es zu kleinen, unproblematischen Molekülen umsetzen.

Die Mikroorganismen haben aber nicht nur Wasser und Boden dicht besiedelt. Sie werden durch direkten Kontakt oder über die Luft weitergetragen und können so auf alle Pflanzen und Tiere sowie den Menschen gelangen. Finden sich die Mikroorganismen nur für einige Zeit auf der Körperoberfläche, auf Schleimhäuten, im Magen-Darm-Trakt oder an anderen Stellen, ohne daß dem eine nennenswerte Bedeutung zukommt, so spricht man von einer *Kontamination*. Besiedeln Mikroorganismen jedoch den Körper, d.h. vermehren sich auf den äußeren Körperoberflächen und den leicht zugänglichen Schleimhäuten sowie im Magen-Darm-Trakt, so spricht man von einer *Kolonisation*. Der Mensch lebt, wie alle anderen Tierarten auch, normalerweise in friedlicher Koexistenz mit den ihn besiedelnden Keimen. Dies ist aber in der Regel nicht von Natur aus so, sondern Folge eines jahrhundertelangen Anpassungsprozesses. Sowohl die unspezifische als auch die spezifische Abwehr des Menschen sind auf diese Mikroorganismen eingestellt, so daß normalerweise eine Schädigung nicht mehr möglich ist.

Dringen die Mikroorganismen jedoch in den Körper ein oder kommt es an der Haut oder Schleimhaut mindestens zu Reaktionen auf die mikrobielle Besiedlung, so handelt es sich um eine *Infektion*. Auch diese stellt noch keine Krankheit dar. Erst wenn es zu Schädigungen durch den Mikroorganismus kommt, wird aus der Infektion die *Infektionskrankheit*. Im Sprachgebrauch wird allerdings häufig der Begriff Infektion anstelle von Infektionskrankheit verwendet. Mikroorganismen, die in der Lage sind, eine Infektionskrankheit auszulösen, werden als *pathogen* bezeichnet, wenn sie dieses regelmäßig oder häufig tun, oder als *fakultativ pathogen*, wenn sie nur unter ganz besonderen Bedingungen, z.B. bei einer Abwehrschwäche eines Menschen oder bei Eindringen in Wunden, zu einer Infektionskrankheit führen können. Schon hierbei zeigt sich, daß für das Zustandekommen einer Infektion nicht nur bestimmte Eigenschaften der Mikroorganismen von Bedeutung sind, sondern auch die Abwehrmöglichkeiten des menschlichen Organismus. Die weitaus überwiegende Zahl aller Mikroorganismen, die heute bekannt sind, ist aufgrund ihrer Strukturen aber nicht in der Lage, den Menschen zu kolonisieren, zu infizieren oder gar eine Infektionskrankheit auszulösen.

Aus der Kenntnis der Pathogenität und der Ausbreitungsbedingungen der Erreger läßt sich ableiten, was zur Verhinderung der Ausbreitung und zur Verhütung der Erkrankungen getan werden kann. Handelt es sich um Erreger, die nur beim Menschen vorkommen und Krankheiten auslösen können, bedeutet dies, daß sie stets von einem Kranken oder einem Keimträger, d.h. einem Menschen, der zwar infiziert, aber nicht erkrankt ist, weiterverbreitet werden. Es kann sich aber auch um Erreger handeln, die ihren natürlichen Standort auf Tieren haben und von dort auf den Menschen übergehen oder die in natürlichen Medien, wie z.B. im Boden, in Wasser oder auf Lebensmitteln leben und sich dort vemehren können. Nicht selten ist das Wasser aber nur Ausbreitungsmedium, ohne daß eine nennenswerte Keimvermehrung stattfindet. Voraussetzung ist, daß die Erreger im Wasser hinreichend lange am Leben bleiben. Viren vermehren sich nur in lebenden Zellen, sie können also im Wasser ihre Zahl nicht erhöhen. Wenn sie jedoch hinreichend lange vermehrungsfähig bleiben, kann das Wasser wesentlich zur Verbreitung einer Viruskrankheit beitragen. So folgt z.B. die Ausbreitung der Hepatitis A, bei der die Erreger mit dem Stuhl ausgeschieden werden, der Fließrichtung der Flüsse.

Zwischen Infektion und Infektionskrankheit liegt die *Inkubationszeit*, in der sich die Mikroorganismen an den Makroorganismus anpassen und sich in ihm vermehren. Die deutliche Reaktion, nicht selten mit Fieber und einer Vielzahl weiterer Erscheinungen wie örtlichen oder allgemeinen Entzündungen, tritt frühestens nach einigen Stunden, zumeist aber erst nach Tagen oder sogar Wochen auf. Aber nicht jeder, der infiziert wird, muß auch erkranken. Dies hängt von den Eigenschaften des Mikroorganismus auf der einen Seite und des Makroorganismus auf der anderen Seite ab. Wie groß die Zahl der Erkrankten im Verhältnis zur Zahl der empfänglichen Infizierten ist, wird durch den *Manifestationsindex* ausgedrückt. Zum Teil wird hierfür auch der Begriff *Kontagions-*

index gebraucht, der sonst jedoch das Verhältnis der Zahl der Erkrankten zur Zahl der Exponierten oder der Zahl der Infizierten zur Zahl der Exponierten ausdrücken soll. Je größer der Manifestationsindex ist, um so mehr Menschen werden bei einer Epidemie erkranken. Masern und Pocken z.B. haben einen Manifestationsindex von 95%, d.h. 95% der empfänglichen Infizierten werden auch erkranken. Auf der anderen Seite kommt es nach einer Infektion mit Poliomyelitisviren nur bei ungefähr 1% der empfänglichen Infizierten zu einer manifesten Kinderlähmung.

Für die Infektion und die Infektionskrankheit wichtige Begriffe sind die *Kontagiosität* – hierzu gehört die Übertragbarkeit des Erregers und seine Haftfähigkeit am Makroorganismus – und auf der anderen Seite die *Virulenz.* Der Begriff umschreibt die Fähigkeit des Erregers, in den Körper einzudringen, sich dort zu vermehren und zu einer Erkrankung zu führen. Hierfür benötigt der Erreger eine Reihe von Enzymsystemen und Toxinen, um die entsprechenden Erscheinungen beim Menschen auszulösen. Man kann dies auch als die Pathogenität des Erregers bezeichnen, während die übrigen Eigenschaften der Kontagiosität und Virulenz seine *Infektiosität* charakterisieren.

Beim Makroorganismus, und so auch beim Menschen, gibt es im Grundsatz zwei Möglichkeiten der körpereigenen Abwehr: einmal die Gesamtheit der *unspezifischen Abwehrmechanismen,* die Haftung und Vermehrung des Mikroorganismus verhindern sollen und auf der anderen Seite die spezifische Abwehr oder auch *Immunität.* Sie wird erst im Laufe des Lebens durch die Auseinandersetzung des Organismus mit den Mikroorganismen erworben. Dies kann geschehen durch die sogenannte *stumme Feihung,* d.h. eine Infektion mit kleinen Erregerzahlen, die nicht ausreicht, eine Infektionskrankheit auszulösen, jedoch bereits die Mechanismen der Immunisierung in Gang setzt. Dies sind entweder die Bildung von Antikörpern gegen den Mikroorganismus insgesamt oder Teile bzw. Stoffwechselprodukte einschließlich seiner Toxine. Werden die Antikörper an das Blut abgegeben, so spricht man von *humoraler Immunität*, sind die Antikörper an Zellen gebunden, von *zellulärer Immunität*. Sowohl die unspezifische wie die spezifische Abwehr des Menschen können durch eine gesunde Lebensweise, durch Abhärtung, die Vermeidung zu großer körperlicher Anstrengungen – hierzu gehört auch ein zu intensives sportliches Training – und von Genußmittelmißbrauch verbessert werden. Humorale Antikörper können bereits vor der Geburt von der Mutter auf das Neugeborene übertragen werden, so daß neugeborene Kinder in den ersten Lebensmonaten gegen die entsprechenden Infektionskrankheiten geschützt sind. Allerdings kann auch eine gute spezifische Immunität durchbrochen werden, wenn die aufgenommene Erregerdosis sehr groß ist, doch verläuft die Krankheit in diesen Fällen stets wesentlich leichter als bei ungeschützten Personen.

Die Häufigkeit von Infektionskrankheiten unterliegt erheblichen Schwankungen. Klimatische Faktoren und jahreszeitliche Schwankungen spielen bei vielen Erkrankungen eine Rolle. Ursache hierfür kann sein, daß Mikroorganismen, die über Lebensmittel übertragen werden, sich in der warmen Jahreszeit schneller in den Lebensmitteln entwickeln und damit die notwendige Infektionsdosis erreichen können. Daneben ist die persönliche Disposition für die Empfänglichkeit gegenüber Infektionskrankheiten von Bedeutung. Naßkaltes Wetter im Winterhalbjahr führt zu einer größeren Anfälligkeit gegenüber Erkältungskrankheiten. Hinzu kommt im Winter auch eine schlechtere Vitaminversorgung und eine größere Übertragungswahrscheinlichkeit durch den Aufenthalt vieler Menschen in den Innenräumen. Bei bestimmten Infektionskrankheiten ist das jahreszeitliche Auftreten der Überträger von Bedeutung. So können z.B. Zecken bestimmte Krankheiten übertragen, aber aufgrund ihres Lebenszyklus nur während der warmen Jahreszeit. Schließlich beeinflussen auch die allgemeinen hygienischen Verhältnisse das Auftreten von Infektionskrankheiten. Zu nennen sind Wasserhygiene, d.h. sowohl Trinkwasser- wie Badewasserhygiene, die allgemeinen Wohnverhältnisse, die Ernährung und andere Faktoren.

Hinzu kommen säkulare Schwankungen in der Häufigkeit von Infektionskrankheiten. Dabei dürfte eine Rolle spielen, daß Infekionskrankheiten, die über längere Zeiten immer wieder aufgetreten sind, eine erhöhte Immunität in der Bevölkerung hinterlassen, was dann einen Rückgang der Zahl der Erkrankten bedingt. Geht die Zahl der Infizierten mittelfristig zurück, nimmt jedoch auch die Immunität langsam wieder ab. Nach längerer Zeit kann es dann erneut zu Infektionen kommen. Viele der Vorgänge, die zu säkularen Schwankungen führen, sind aber bis heute nicht eindeutig bekannt. Wenn eine Infektionskrankheit aber in eine Population einbricht, die noch nie mit diesem Erreger Kontakt hatte und somit auch über keinerlei spezifische Abwehr verfügt, ist die Zahl der Erkrankten extrem hoch und der Verlauf der Krankheit schwer. Krankheiten, die bei häufig wiederkehrendem Auftreten milde verlaufen, zeigen dort eine hohe *Letalität*, d.h. Sterblichkeit.

Von einer *Epidemie* spricht man, wenn in einem bestimmten Gebiet während einer bestimmten Zeit gehäuft eine bestimmte Infektionskrankheit auftritt. Epidemische Verläufe kennen wir von vielen Infektionskrankheiten. Erinnert sei z.B. an die großen Typhusepidemien in Deutschland nach dem 2. Weltkrieg. Bei Epidemien kann man im Grundsatz zwei Formen des zeitlichen Ablaufes unterscheiden. Wird der Erreger über ein Medium wie Trinkwasser in kürzester Zeit auf eine Vielzahl von Menschen übertragen, so kommt es zu einem explosionsartigen Ausbruch der Krankheit. Innerhalb weniger Tage erkrankt eine große Zahl von Menschen. Danach sinkt die Zahl der Neuerkrankungen meist sehr schnell wieder ab, zumindest dann, wenn die Ursachen der Krankheit aufgeklärt und ausgeschaltet werden konnten. Nicht selten folgt allerdings ein weiterer kleinerer Gipfel, der jedoch einen langsamen Anstieg und Abfall zeigt. Er ähnelt damit der Form der *Tardivepidemie*, die charakteristisch für eine Übertragung von Mensch zu Mensch ist. Hier findet sich nach langsamem Beginn ein Anstieg bis zu einem Höhepunkt und dann ein etwas schnellerer Abfall, wenn die maximal mögliche Zahl von

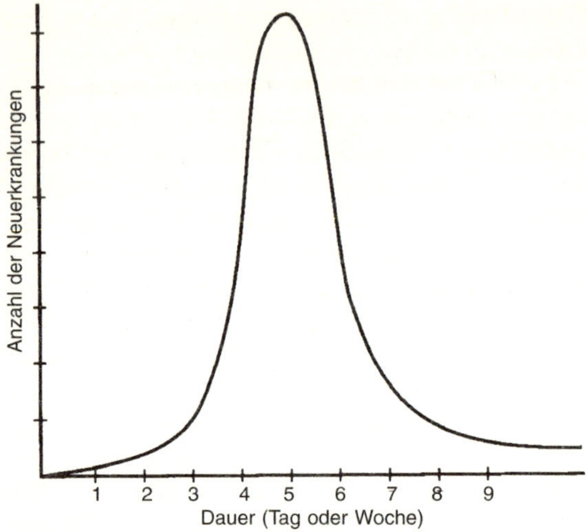

Verlauf einer Explosivepidemie

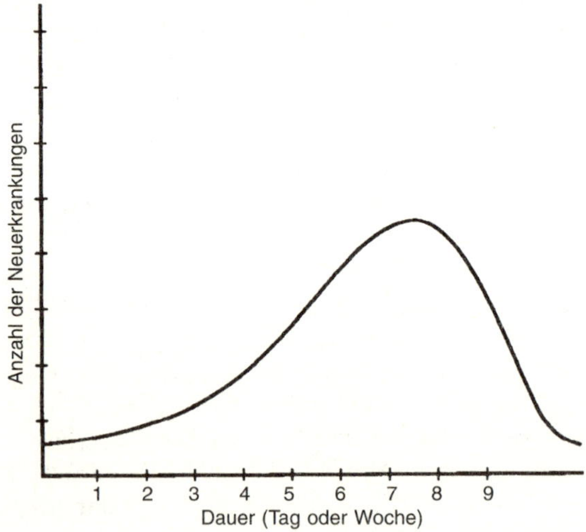

Verlauf einer Tardivepidemie

Abb. 1: Verlaufsformen von Epidemien (nach Fiedler 1995)

Menschen erkrankt war bzw. infiziert worden ist und eine entsprechende Immunität entwickelt hat.

Tritt eine Epidemie nicht nur in einem begrenzten Gebiet auf, sondern überschreitet sie die Grenzen von Ländern und Erdteilen, dann spricht man von einer *Pandemie*. In den letzten Jahrzehnten haben wir mehrfach Grippe-Pandemien erlebt, bei denen die Influenza, die Virusgrippe, innerhalb kürzester Zeit von Land zu Land weiterzog und große Anteile der Bevölkerung erkrankten. Auch die Cholera hat im vorigen und in diesem Jahrhundert mehrfach große Pandemien ausgelöst.

Kommen bestimmte Infektionskrankheiten in einem begrenzten Gebiet immer wieder vor, sind also zeitlich unbegrenzt, dann spricht man von einer *Endemie*. Kinderkrankheiten, wie Windpocken, Röteln oder Masern, sind bei uns endemisch. In anderen Ländern sind es gefährlichere Krankheiten, wie Malaria oder Gelbfieber.

Für das Zustandekommen einer Infektion ist stets eine *Infektionsquelle* erforderlich. Dies können infizierte Menschen oder infizierte Tiere sein. In letzterem Fall spricht man von einer *Zoonose*. Infektionsquellen können aber auch Medien wie Boden, Wasser oder Lebensmittel sein.

Tab. 1: Übertragungswege von Infektionserregern

Direkt	von Keimzelle – Mensch, Tier, Umwelt – zum Empfänger – Mensch, Tier –
Indirekt	über Zwischenträger (nicht erkrankte Keimträger, tierische Vektoren), Gegenstände, Staub, Boden, Wasser, Lebensmittel
Aufnahme durch Einatmung	(Tröpfcheninfektion, Schwebstaub) Schleimhautkontakt einschl. Magen-Darm-Trakt Hautkontakt Verletzungen (Bisse), Wunden

Bei der Übertragung von der Infektionsquelle auf den Empfänger unterscheidet man direkte und indirekte Wege. Direkt bedeutet, daß der Erreger von einem Infizierten direkt auf eine empfängliche Person übertragen wird. Dies geschieht z.B. bei der sogenannten Tröpfcheninfektion, bei der die Erreger sich in Speicheltröpfchen befinden, die beim Atmen, insbesondere jedoch beim Sprechen und Husten oder Niesen in die Umwelt abgegeben werden.

Von einer indirekten Übertragung spricht man, wenn der Erreger über Medien übertragen wird. Diese können lediglich kontaminiert werden, d.h. der Erreger vermehrt sich nicht in ihnen, wie z.B. in Luft oder Staub, über die der Erreger der Tuberkulose übertragen werden kann. Auch Viren, die über Wasser verbreitet werden können, sind zu nennen. Das Wasser dient nur als Transportmedium zur Übertragung auf den nächsten Empfänger. Beispiel sind die Hepatitis-A-Viren. In den Übertragungsweg können auch Insekten einbezogen sein, die rein mechanisch die Erreger verschleppen. Größere Bedeutung haben aber die biologischen Vektoren bei der Übertragung parasitärer Erkrankungen, wie z.B. die Anopheles-Mücke bei der Übertragung von Malariaplasmodien. Häufig wird bei parasitären Erkrankungen ein Zwischenwirt benötigt, in dem eine bestimmte Entwicklung des Erregers sich vollziehen muß, bevor er auf den Endwirt übertragen werden kann. Schließlich können Erreger auch durch Schmierinfektionen weitergegeben werden. Dies ist der Fall, wenn der Erreger, den ein Keimträger an den Händen hat, auf einen Gegenstand übertragen wird, dort die Hände eines anderen kontaminiert und u.U. erst nach mehreren Stationen auf einen neuen empfänglichen Wirt trifft.

Bei Übertragungen von einem Lebewesen zum anderen spricht man auch von *Infektionsketten*. Sie können *homonom* sein, wenn nur eine Spezies betroffen ist, d.h. die Übertragung z.B. nur von Mensch zu Mensch erfolgt, wie etwa bei Typhus, Influenza, Masern, Windpocken und anderen Krankheiten; die Übertragung kann *heteronom* sein, wenn mehrere Spezies betroffen sind. Dies gilt für die Zoonosen, aber auch für Erkrankungen, die von Menschen auf Tiere übertragen werden und von dort aus wieder auf den Menschen, wie dies bei der

Tuberkulose der Fall sein kann. Auch die Tollwut wäre ein Beispiel für eine heteronome Übertragung. Daneben gibt es noch den Begriff der *homogenen* Übertragung, wenn nur Wirbeltiere betroffen sind, und der *heterogenen* Übertragung, wenn die Infektkette Wirbeltiere und Insekten betrifft. Dies ist z.B. der Fall bei der Malaria, wo der Überträger die Anopheles-Mücke ist, beim Fleckfieber, wo Läuse als Überträger fungieren, oder der Pest, bei der es der Rattenfloh ist.

Die sicherste Maßnahme zur Verhütung einer Infektionskrankheit ist die Ausschaltung der Infektionsquelle. Handelt es sich um Erregerreservoire außerhalb des Menschen, so ist dies meist relativ einfach möglich. Lebensmittel können z.B. so produziert und zubereitet werden, daß sie keine Infektionserreger mehr enthalten, selbst wenn sie irgendwann einmal kontaminiert worden sind. Dadurch lassen sich lebensmittelbedingte Infektionen vermeiden. Wenn jedoch die Ausschaltung im Produktionsprozeß nicht erfolgt und somit kontaminierte Lebensmittel, auf denen sich dann die Erreger auch noch vermehren können, vertrieben werden, wird es zum Anstieg der Infektionszahlen kommen.

Die heute häufigen Infektionen durch Salmonellen sind ein typisches Beispiel hierfür. Primär waren die Futtermittel für die Tiere kontaminiert, eine Unterbrechung der Infektionskette fand nicht statt, so daß mit den Futtermitteln die Erreger auf Rinder, Schweine und Hühner übertragen wurden. Bei den Schlachtvorgängen wurde lange Zeit kein nennenswerter Versuch unternommen, die Infektkette zu unterbrechen. Eine Kontamination kann hier auch nicht mit Sicherheit vermieden werden. Schließlich wurden und werden die Infektionsketten auch bei der Zubereitung nicht unterbrochen, da der Verbraucher häufig nicht wußte und weiß, daß er ein kontaminiertes Lebensmittel vor sich hat. Wird dieses Lebensmittel hinreichend erhitzt, besteht keine Gefahr, und die Infektkette ist unterbrochen. Wird das Lebensmittel jedoch roh verzehrt oder werden vor der Erhitzung andere Lebensmittel kontaminiert, kommt es zur Übertragung auf den Menschen.

Eine weitere Möglichkeit Infektketten zu unterbrechen, ist die Sanierung von Keimträgern. Dies können Gesunde sein, die ohne jedes Krankheitssymptom einen Erreger beherbergen. Es können aber auch Infizierte sein, die vor Ausbruch einer Krankheit bereits den Erreger ausscheiden, oder Patienten, die nach einer Infektionskrankheit noch für längere Zeit, manchmal sogar lebenslänglich, den Erreger ausscheiden, wie dies früher oft nach Typhuserkrankungen der Fall war.

Bei kranken Patienten kann die Unterbrechung der Übertragungswege nur durch Isolierung – insbesondere notwendig, wenn die Erreger über Tröpfcheninfektion weitergegeben werden – und andere persönliche Schutzmaßnahmen erfolgen. Hierzu gehört die regelmäßige und intensive Desinfektion der Umgebung des Patienten und u. U. auch seiner Ausscheidungen ebenso, wie die persönlichen Schutzmaßnahmen der Besucher und der den Patienten pflegenden Personen wie Schutzkittel, Händedesinfektion und andere Maßnahmen.

Unter den Maßnahmen zur Verhütung einer möglichen Ausbreitung von Erregern ist das Erreichen eines möglichst hohen allgemeinen hygienischen Niveaus besonders hervorzuheben. Dies muß sich sowohl auf die Reinhaltung des Wassers beziehen, als auch die Abwasseraufbereitung, die Abfallbeseitigung und insbesondere Lebensmittelproduktion und -vertrieb einbeziehen. Damit können zumindest alle Infektionskrankheiten, die über Wasser und Lebensmittel weitergetragen werden, weitgehend vermieden werden. Beim Wasser ist dies heute bei uns nahezu erreicht. Im Bereich der Lebensmittelproduktion sieht die Lage aber noch nicht so günstig aus.

Die allgemeinen Maßnahmen müssen ergänzt werden durch persönliche Hygiene, deren wichtigste Maßnahmen die Expositions- sowie die Dispositionsprophylaxe sind. Unter *Expositionsprophylaxe* versteht man alle Maßnahmen, durch die verhindert werden soll, daß der Erreger vom Makroorganismus, d. h. vom Menschen, aufgenommen werden kann. Zu den Maßnahmen der persönlichen Hygiene zählen bestimmte Verhaltensweisen, wie etwa das gründliche Händewaschen nach dem Toilettenbesuch oder vor der Lebensmittelzubereitung,

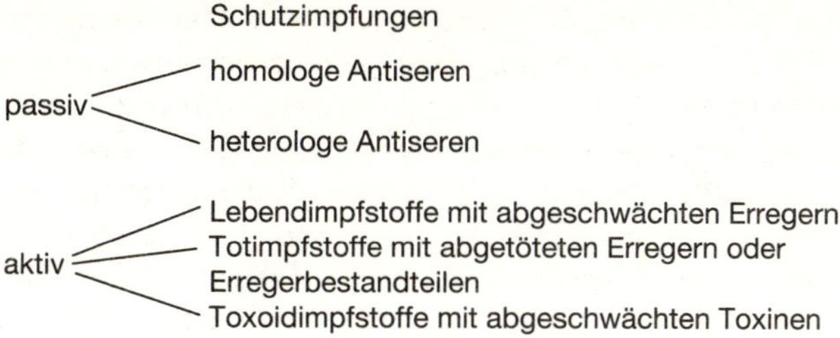

Abb. 2: Einteilung der Impfstoffe

das Vermeiden des Anhustens, aber auch, daß grundsätzlich keine persönlichen Utensilien wie Rasierapparat, Zahnbürste u. ä. gemeinsam benutzt werden sowie selbstverständlich getrenntes Eß- und Trinkgeschirr für alle Personen.

Überall dort, wo möglicherweise Infektionserreger übertragen werden könnten, sollten die Regeln der Hygiene besonders beachtet werden. Dies gilt sowohl für Lebensmittel im häuslichen Bereich und insbesondere in Großküchen und ähnlichem, als auch dort, wo Menschen zusammenkommen und die Gefahr der Erregerübertragung grundsätzlich gegeben ist, wie in öffentlichen Sanitärbereichen, Saunaanlagen oder Badeanstalten. Schließlich gehören zur persönlichen Hygiene auch Maßnahmen zur Verhütung sexuell übertragbarer Krankheiten.

Auch wenn Sicherheit nur dort besteht, wo keine intimen Beziehungen zu Personen aufgenommen werden, die sexuell übertragbare Krankheiten haben, wie Lues, Gonorrhöe oder AIDS, aber auch Hepatitis B und C, so kann doch die Verwendung von Kondomen das Risiko zu erkranken deutlich mindern.

Eine mindestens gleich große, wenn nicht größere Bedeutung hat jedoch die *Dispositionsprophylaxe.* Hierzu gehört in erster Linie die Teilnahme an den Schutzimpfungen, mit denen eine spezifische Immunität gegen eine nicht unerhebliche Zahl von Infektionskrankheiten erworben werden kann. Darüber hinaus sollten Maßnahmen der körperlichen Abhärtung und des Trainings die Resistenz verbessern, wie Wechselduschen, Trockenbürsten, Saunabäder, Luftbäder und körperliche Betätigung. Allerdings kann Leistungssport in extremer Form bei zu großer körperlicher Belastung zu einer erhöhten Anfälligkeit führen, weil die körpereigene Abwehr geschädigt wird. Zu den allgemeinen Maßnahmen der Dispositionsprophylaxe zählen auch gesunde Ernährung mit ausreichendem Vitamin- und Mineralgehalt, eine geregelte Lebensführung, der Verzicht auf Rauchen und ein allenfalls mäßiger Konsum von anderen Genußmitteln.

Ergänzt werden müssen diese allgemeinen und individuellen Maßnahmen durch ein öffentliches Gesundheitswesen, das in der Lage ist, im Vorfeld prophylaktisch tätig zu werden, beim Auftreten von Infektionskrankheiten aber auch gezielte Maßnahmen ergreifen kann, um eine Weiterverbreitung der Krankheit zu verhindern. Das deutsche Gesundheitswesen war dies früher.

2. Chemische Einwirkungen auf die Gesundheit

Grundlage allen Lebens sind chemische Stoffumsetzungen. Auch in unserem Körper finden ständig chemische Reaktionen statt. Wir nehmen Stoffe auf, setzen sie chemisch um und scheiden andere Stoffe, die sogenannten Stoffwechselprodukte, wieder aus. „Chemie“ ist somit nichts Schlechtes, wie man angesichts der öffentlichen Diskussion heute meinen könnte, sondern Voraussetzung allen Lebens. Mikroorganismen nehmen Mineralien auf und setzen sie um zu komplizierter aufgebauten Stoffen. Tiere und Menschen benötigen diese Substanzen als Grundlage ihres eigenen Stoffwechsels. Nur der Sauerstoff der Luft und einige wenige andere Elemente werden direkt von Mensch und Tier aufgenommen. Bei der großen Zahl natürlicher chemischer Stoffe, die bis heute nur zum Teil bekannt sind, ist es naheliegend, daß nicht alle nur nützlich für den Menschen sein können. Sehr viele haben schädliche Wirkungen auf die Gesundheit des Menschen. Jeder Organismus lebt somit in dem Spannungsfeld der Auseinandersetzung mit den in der Umwelt für ihn nützlichen und schädlichen Stoffen sowie der großen Zahl von Stoffen, die weder das eine noch das andere sind. Letztere können allerdings dann problematisch werden, wenn sie z. B. über Wunden direkt in den Körper gelangen. Der Organismus wird dann versuchen, sie durch sein Abwehrsystem unschädlich zu machen. Die in der Entwicklungsgeschichte entstandenen Enzymsysteme im Körper sind in der Lage, eine Unzahl kompliziert aufgebauter Stoffe entweder in kleinere Einheiten zu zerlegen, die in den Körper eingebaut werden können oder ihm Energie liefern, oder aber diese so zu verändern, daß sie gefahrlos den menschlichen Körper passieren können. Daneben gibt es jedoch viele Stoffe, für die der menschliche Organismus keine Entgiftungsfunktionen hat entwickeln können, zumindest nicht ausreichend, wenn sie in größerer Menge aufgenommen werden. Hierzu gehören z. B. die Schwermetalle.

Emission ist die Abgabe von chemischen Stoffen oder auch Energie wie etwa Schallenergie, Strahlen, Wärme und Licht. Da diese Stoffe aufgenommen werden können, wird der Gehalt in der Umwelt als *Immission* bezeichnet. Schadstoffe sind Stoffe oder Stoffgemische, welche bei der Aufnahme durch Menschen, Tiere oder Pflanzen ungünstige Auswirkungen auf diese Lebewesen haben. Dies können Vergiftungen sein, reizende oder allergisierende Wirkungen sowie allgemeine Gesundheitsbeeinträchtigungen. Sie können krebserzeugend, mutagen und fortpflanzungsgefährdend sein. *Mutagen* ist ein Stoff, der Veränderungen im genetischen Material auslösen kann. Ist ein Stoff fruchtschädigend, so spricht man von *teratogen.* Er kann Mißbildungen bewirken oder auch die Schwangerschaft insgesamt gefährden. *Kanzerogenese* ist die Umwandlung des normalen Gewebes in autonom wachsende Tumorzellen. Oft liegen die Stoffe in der Natur noch in einem Zustand vor, der direkt keine Wirkungen auslösen kann. Es sind die *Präkanzerogene.* Im Organismus können sie über proximale in ultimale und damit wirksame Kanzerogene umgewandelt werden. Stoffe, welche selbst nicht krebserregend sind, aber krebsfördernd, somit inkomplette Kanzerogene darstellen, nennt man *Kokanzerogene.* Sie können auch den

durch ein Kanzerogen eingeleiteten Krebsprozeß verstärken, weshalb sie auch *Promotoren* genannt werden.
Während bei den Kanzerogenen, soweit sie genotoxisch wirken, Grenzwerte nicht anzugeben sind, gilt für alle anderen Wirkungen, daß die Substanzen per se noch nicht toxisch sind. Eine Erkenntnis, die schon der große arabische Alchimist Djabir ibn Hajjan (Geber) im 8. Jahrhundert beschrieb, wenn er sagte, daß „Gifte ihre Wirkung durch ihre Quantität und nicht ausschließlich durch ihre Natur entfalten". Ähnlich später Paracelsus: „all ding sind gift und nichts on gift; alein die dosis macht, daß ein ding kein gift ist". Mit anderen Worten: Es gibt für die Mehrzahl aller Stoffe einen Schwellenwert, von dem ab erst die toxische Wirkung beginnt. Unterhalb dieses Wertes liegt der No-Effect-Level *(NEL)*, oder die maximal tolerierbare Dosis *(MTD)*, ein Begriff, der aus der pharmazeutischen Forschung stammt, um die Dosiswirkungsbeziehungen von Stoffen zu beschreiben.

In der Umwelthygiene ist man etwas vorsichtiger. Hier spricht man von No-Observed-Effect-Level *(NOEL)*, d.h. hier ist noch keine Wirkung beobachtbar. Aus einer solchen Festlegung kann man dann wiederum Mengenangaben ableiten, die täglich ohne Schaden aufgenommen werden können. Da man die Versuche zum Herausfinden, in welchem Bereich sich der NOEL befindet, nicht am Menschen machen kann, wird das empfindlichste Versuchstier gesucht und dort der NOEL festgelegt. Dieser Wert wird dann mit einem Sicherheitsfaktor versehen und stellt den Richtwert für den Menschen dar: *ADI* (Acceptable Daily Intake) oder *DTA* (Duldbare tägliche Aufnahmemenge). Die DTA kann nach heutiger Kenntnis lebenslang ohne gesundheitliches Risiko aufgenommen werden. *PTWI* (Provisional Tolerable Weekly Intake) sind von der WHO/FAO festgelegte vorläufige Werte für Schwermetalle, da die Festlegung eines ADI aus mehreren Gründen nicht möglich ist. *PL* (Permissable Level) ist ein aufgrund des ADI, des durchschnittlichen Körpergewichts und dem Anteil des Nahrungsmittels am durchschnittlichen Verzehr festgelegter erlaubter Wert für ein Nahrungsmittel. *PDI* (Potential Daily

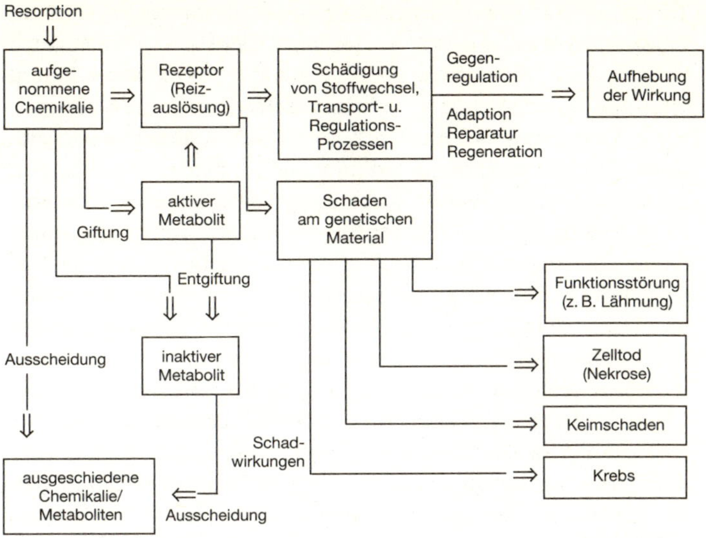

Abb. 3: Für die Toxizität einer Chemikalie bedeutsame Prozesse nach GDCh (Gesellschaft Deutscher Chemiker) Beratergremium für umweltrelevante Altstoffe (BUA): Altstoffbeurteilung 1987

Intake) ist der Schätzwert für die mögliche durchschnittliche Aufnahme pro Kopf als Anhalt, inwieweit der ADI-Wert tatsächlich ausgeschöpft wurde.

Für alle in die Umwelt eingebrachten Stoffe ist die Frage wichtig, wo sie verbleiben und ob sie auch später noch in biologische Kreisläufe eingehen können. Die einfachste Form, durch die ein Stoff aus dem Kreislauf ausscheiden kann, ist seine Ablagerung in unlöslicher Form. Er kann dann unter normalen Bedingungen nicht mehr von Pflanzen und Tieren und damit auch nicht von Menschen aufgenommen werden. Viele Schwermetalle sind so unlöslich in Flußsedimenten abgelagert und damit weitestgehend unschädlich.

Eine andere Möglichkeit ist der Umbau eines Schadstoffes durch mikrobielle Aktivitäten in ungefährliche Abbauprodukte. In manchen Fällen allerdings sind auch Abbauprodukte gefährlich, ja es können sogar aus primär harmlosen Stoffen gefährliche Abbauprodukte entstehen. Allerdings werden auch diese Zwischenprodukte im allgemeinen, wenn auch häufig langsam, wieder durch andere Mikroorganismen zerstört. Viele Mikroorganismenarten können sich adaptieren und eingebrachte Substanzen und damit auch Schadstoffe abbauen. In anderen Fällen werden nur in geringer Zahl vorhandene, zum Abbau bestimmter Stoffe befähigte Mikroorganismen durch das Angebot in ihrer Vermehrung gefördert, so daß sie nach kurzer Zeit die Stoffe mineralisieren können. Manchmal kommt es nicht zum Abbau, weil er entweder nur unter Sauerstoffzufuhr oder Sauerstoffabschluß stattfinden kann, die jeweiligen Verhältnisse aber nicht gegeben sind oder weil die Mikroorganismen bestimmte Hilfsstoffe brauchen, damit sie zum Abbau in der Lage sind. Früher hat man angenommen, daß Stoffe mit mehr als zwei Chloratomen nicht durch Mikroorganismen abgebaut werden können. Heute weiß man, daß Mikroorganismen auch Stoffe mit vier Chloratomen im Molekül zersetzen können, wenn auch nur unter ganz spezifischen Bedingungen. Man macht sich diese Erkenntnis zunutze, indem man versucht, entsprechende biologische Systeme zum Schadstoffabbau zu entwickeln.

Die Geschwindigkeit des Abbaus ist wichtig für die Beurteilung der Umweltschädlichkeit von Stoffen. Ist ein Stoff biologisch schnell abbaubar, dann darf er eher eingesetzt werden als ein Stoff, der nur langsam wieder zerstört wird. Unter „schnell abbaubar“ wird ein Stoff verstanden, der nach einer Inkubationszeit von ca. zehn Tagen, in der nur ein langsamer Abbau von ungefähr 10 % stattfindet, innerhalb der nächsten zehn Tage dann in der logarithmischen Abbauphase um weitere 60 % abgebaut wird. Nach ca. drei Wochen sind aber immer noch 30 % dieses Stoffes vorhanden, so daß z. B. bei einer Pestizidanwendung noch nicht wieder mit der alten Dosierung gearbeitet werden darf, da es sonst zu einer Kumulation des Stoffes kommen würde.

Stoffgruppen mit toxischen Wirkungen

Metalle sind von Natur aus in der Umwelt vorhanden, meistens jedoch nur in bestimmten Lagerstätten, die oft nicht direkt zugänglich sind. Nur durch menschliche Aktivität können sie in größeren Mengen gefördert und freigesetzt werden und dann unter Umständen Menschen, Tiere und Pflanzen gefährden. Einige Metalle sind unentbehrliche Spurenelemente, die in geringer Menge vom Körper benötigt werden, bei übermäßiger Aufnahme aber zu Vergiftungen führen können. Die einzelnen Metalle haben durchaus unterschiedliche Wirkprinzipien. Ihre Giftigkeit wird im allgemeinen durch ihre Fähigkeit zur Komplexbildung mit Eiweißkörpern bestimmt. Bekannt sind aber auch lokale Krankheitssymptome, wie z.B. Hautekzeme oder Schleimhautentzündungen durch Arsen, Chrom, Nickel, Beryllium, Platin und Vanadium.

Kadmium gehört nicht zu den für den Menschen notwendigen Metallen. Die Aufnahme erfolgt abgesehen vom Rauchen nur zu einem geringen Teil über die Atemluft. Die Resorptionsquote in der Lunge beträgt 10 bis 40 %. Die größere Menge an Kadmium wird über die Nahrung aufgenommen, wobei pflanzliche Nahrungsmittel fast zur Hälfte zur Gesamtaufnahme beitragen. Die Resorptionsquote im Magen-Darm-Trakt ist allerdings niedrig. Sie liegt nur bei rund 6 %, kann aber bei Eisen- und Kalziummangel bis auf 10 % ansteigen. Das für die Langzeitaufnahme kritische Organ ist die Niere, in deren Rinde es ebenso wie in der Leber gespeichert wird. Untersuchungen an Leichennieren haben gezeigt, daß im Durchschnitt die Kadmiumgehalte der menschlichen Nieren noch deutlich unterhalb der kritischen Werte liegen, im Mittel bei weniger als 10 %. Doch waren bei Rauchern und hoher Kadmiumbelastung der Luft durch kadmiumverarbeitende Industriebetriebe auch Befunde bis zur Hälfte des Richtwertes nachweisbar. Die Aufnahme wird heute bei uns auf rund ein Drittel des PTWI-Wertes der WHO geschätzt, wobei die Belastung langsam abnimmt.

Beim *Quecksilber* hängt die Giftigkeit davon ab, in welcher Verbindung es vorliegt. Methylquecksilber, das u.a.

durch Mikroorganismen gebildet werden kann, gilt als giftigste Verbindung, obwohl auch andere Quecksilberverbindungen sehr gefährlich sind. Unglücksfälle und Fahrlässigkeit haben mehrfach zu Erkrankungen und Todesfällen geführt. So traten in den fünfziger und sechziger Jahren in Japan in der Bucht von Minamata Vergiftungen auf (Minamata-Krankheit), die durch die Einleitung methylquecksilberhaltiger Abwässer und die Aufnahme über Fische bedingt waren. Sie waren gekennzeichnet durch zerebrale Störungen, Sinnesbeeinträchtigungen, Seh- und Sprachstörungen und geistige Abnormalität sowie durch Schädigungen der Nachkommenschaft wie Anomalien des Schädels, der Zähne und geistige Störungen. Im Irak kam es 1971/72 zu schweren Vergiftungen durch die Verwendung von mit Methylquecksilber gebeiztem Getreide für die Brotherstellung. 6000 Personen erkrankten, 500 starben. In den letzten Jahren ist die Umweltbelastung mit Quecksilber zurückgegangen, weil es häufig entweder durch andere Stoffe ersetzt wurde oder bei weiterer Verwendung recycelt wird. Der PTWI-Wert für Quecksilber liegt bei 300 µg/Woche. Er wird im Bundesgebiet heute zu weniger als einem Drittel erreicht – mit abnehmender Tendenz.

Das *Blei* ist eines der bekanntesten giftigen Metalle, das früher durch Aufnahme aus Bleifarben, aber auch aus Wasserleitungen u.a. gelegentlich zu akuten Vergiftungen geführt hat. Die wichtigste Belastungsquelle für die Umwelt war Bleitetraäthyl im Benzin. Seitdem bleihaltiges Benzin kaum noch verwendet wird, geht die Bleibelastung der Umwelt zurück. Die Aufnahme erfolgt ähnlich wie beim Kadmium weitgehend über den Magen-Darm-Trakt. Die Resorptionsquoten liegen ungefähr gleich hoch. In der Nähe von Bleihütten kann auch eine nicht unerhebliche Aufnahme über die Atemwege erfolgen. Die in der Lunge deponierten Partikeln – rund die Hälfte der Gesamtpartikeln – werden fast vollständig resorbiert. Für die Bleiwirkung wichtig ist die Blutbleikonzentration. Herauszuheben sind insbesondere Nervenschäden und Enzephalopathien, also Hirnschäden. Da Blei zu 95% im Knochen abgelagert wird – man schätzt die im Körper insgesamt abgelagerte Menge bei älteren Erwachsenen auf 120–200 mg Blei –, erfolgt auch bei Rückgang der Bleiaufnahme erst relativ spät ein Rückgang des Blutbleispiegels, da das in den Knochen abgelagerte Blei langsam wieder freigesetzt wird. Die Bleiaufnahme wird heute auf knapp ein Viertel der PTWI-Werte geschätzt. An der Bleiaufnahme ist Trinkwasser kaum noch beteiligt, da die Bleileitungen meist ersetzt worden sind. Wo sie noch vorhanden sind, ist aber nur bei stagnierendem Wasser mit einer begrenzten Bleifreisetzung zu rechnen. Da nach den Vorschriften Trinkwasser nicht sauer reagieren darf, ist eine Lösung von Metallen wie Blei nahezu ausgeschlossen. Die über das Wasser aufgenommene Bleimenge liegt weit unterhalb der über andere Aufnahmepfade. Auch kann die Hausleitung durch vorübergehendes Ablaufenlassen des Wassers relativ schnell freigespült werden. Das aus der Hauptleitung kommende Wasser ist in der Regel bleifrei. Insgesamt ist die Belastung durch Blei rückläufig.

Die Gruppe der *Chlorkohlenwasserstoffe* (CKW) umfaßt eine Vielzahl von Stoffen und Stoffgruppen, deren Charakteristikum der Einbau von einem oder mehreren Chloratomen in das Molekül ist. Hierzu gehören halogenierte aliphatische Kohlenwasserstoffe, die meist leicht flüchtig sind und als *Lösemittel* Verwendung finden, wie Dichlormethan, Tetrachlorkohlenstoff, Tri- und Tetrachlorethen u. a. Auch Chloroform sowie andere Trihalogenmethane (Haloforme) sind zu nennen. In der Arbeitsmedizin sind vor allen Dingen hepatotoxische Wirkungen beim Menschen beschrieben worden und zwar sowohl nach kurz- als auch langzeitiger Aufnahme. Die Konzentrationen waren in der Regel jedoch relativ hoch. Nach chronischer Einwirkung kann es zu Störungen der Hirnfunktionen sowie der peripheren Nerven kommen. Eine Anreicherung findet im menschlichen Organismus offenbar nicht statt. Allerdings stehen nach Tierversuchen einige Chlorkohlenwasserstoffe im Verdacht, kanzerogen zu sein. Beim Menschen konnte eine Kanzerogenität bis heute aber noch nicht nachgewiesen werden.

Auch viele *chlorierte Pestizide* gehören in die Gruppe der CKW. Während die Lösemittel nicht in die Umwelt eingebracht werden, ist die Anwendung der Pestizide in der Umwelt zwangsläufig. Sie sind oft sehr persistent, da sie nur äußerst langsam durch Mikroorganismen abgebaut werden. So haben sich DDT und die Isomere von Hexachlorcyclohexan (HCH) weltweit verbreitet und sind selbst oder ihre Umsetzungsprodukte überall zu finden. Etliche der chlorierten Pestizide dürfen heute nicht mehr verwendet werden, wie Pentachlorphenol (PCP) und Lindan (g-HCH), die u.a. als Holzschutzmittel für Innenraumbelastungen verantwortlich sind. Die Gesundheitsschäden betreffen in erster Linie das Nervensystem, aber auch Leberschäden sind beschrieben worden. Auch soll es als Folge der Einwirkung bei Männern zur Unfruchtbarkeit kommen. Nach Tierversuchen sind kanzerogene Wirkungen wahrscheinlich.

Polychlorierte Biphenyle (PCB) wurden über viele Jahrzehnte als Weichmacher in Kunststoffen, als Zusatz für Hydrauliköle, nicht brennbare Schmiermittel für Hochdruckanlagen, als Kühl- und Isolierungsflüssigkeit in Transformatoren u.ä. eingesetzt. Erhebliche Mengen sind in die Umwelt gelangt und aufgrund ihrer hohen Persistenz an vielen Stellen nachweisbar. So findet man in der Luft praktisch überall PCB-Gehalte im Nanogrammbereich pro m^3(ng/m^3). Das gleiche gilt für Gewässer. Tierversuche zeigten, daß es durch PCB zu Veränderungen von Leber, Milz und Haut sowie der Enzymaktivitäten und des Immunstatus kommt, auch die Reproduktionsfähigkeit soll beeinträchtigt sein. Kanzerogenität oder zumindest eine Promotorwirkung gilt heute als wahrscheinlich. Die in Deutschland gemessenen Konzentrationen bei nicht beruflich exponierten Menschen zeigen noch keine Hinweise auf eine mögliche Gefährdung. Da die Anwendung von PCBs weitgehend eingeschränkt worden ist – in der Regel ist sie heute verboten –, ist mit einem weiteren Rückgang des Gefährdungspotentials zu rechnen, auch wenn sie wegen des langsamen Abbaus noch lange persistieren werden.

Polychlorierte Dibenzodioxine und *Dibenzofurane* können als Nebenprodukt bei Herstellungs- und Verbrennungsprozessen (z.B. Produktion von Pentachlorphenol) entstehen. Am bekanntesten ist das 2,3,7,8-Tetrachlordibenzodioxin (TCDD), das die stärkste toxische Wirkung hat und auch als Seveso-Gift bezeichnet wird. Da die Giftigkeit der einzelnen Isomere nicht gleich ist, wird heute meistens mit einem Äquivalenzwert gerechnet. Die Wirkung auf die einzelnen Tierspezies ist offenbar unterschiedlich. Bei akuter Intoxikation des Menschen kommt es zu Krankheitssymptomen an Haut, Leber und zentralem Nervensystem. Auch wird den TCDD zumindest bei Tieren eine teratogene Wirkung zugeschrieben, während sie beim Menschen ebenso wie Mutagenität bisher nicht nachweisbar war. Bei Mäusen und Ratten hingegen fand sich eine Kanzerogenität bei sehr hohen Dosen, nicht jedoch bei der Verabreichung kleiner Mengen. Offensichtlich handelt es sich im wesentlichen um eine Promotorwirkung.

Kanzerogene Wirkungen sind für eine Reihe von Stoffgruppen nachgewiesen. Zu nennen sind die *polyzyklischen aromatischen Kohlenwasserstoffe (PAH* bzw. *PAK)*. Während die einfachen Aromaten meist inaktiv sind, steigt bei Einführung von Alkylgruppen und höherer Ringzahl der Anteil kanzerogener Aromaten. Ein Beispiel ist das Benzo(a)pyren, das in Teer, Tabakrauch, Röstprodukten und Räucherfleisch vorkommt. Die Stoffe sind im allgemeinen reaktionsträge und werden erst im Körper in reagiblere Epoxide und Phenole umgewandelt. Die Epoxide scheinen die ultimalen Kanzerogene darzustellen, also die letztlich wirksamen zu sein. Epoxidhydratasen können diese Umwandlung rückgängig machen und somit anscheinend eine gewisse Schutzfunktion ausüben.

Eine andere Gruppe stellen die *halogenierten Kohlenwasserstoffe* dar, wie das Vinylchlorid, dessen aktiver Metabolit Chlorethylenoxid ist. Hierzu gehören auch chlorhaltige Pestizide, wie DDT und HCH, die im Tierversuch kanzerogen sind. Bei einigen einfachen, leicht flüchtigen Chlorkohlenwasserstoffen ist eine Kanzerogenität beim Nagetier, nicht jedoch beim Menschen nachweisbar.

Auch *aromatische Amine* wirken kanzerogen. Während reines Anilin inaktiv ist, sind andere wie b-Naphthylamin und

Benzidin eindeutig kanzerogen. Kanzerogen sind auch *alkylierende Verbindungen*, zu denen auch Stickstofflost gehört, eine Substanz, die früher zur Behandlung bestimmter maligner Erkrankungen angewendet wurde, aber – wie man heute weiß – auch selbst ein Tumorwachstum auslösen kann. Schließlich sind die *Nitrosamine* zu nennen. Sie entstehen bei Anwesenheit sekundärer Amine und Nitrit, z.B. bei großer Hitze, etwa beim Grillen im Fleisch, weshalb mit Nitritsalz gepökeltes Fleisch nicht gegrillt werden sollte. Eine endogene Nitrosaminbildung im Magen-Darm-Trakt ist als wahrscheinlich anzusehen. Mit der Nahrung aufgenommenes Nitrat wird resorbiert und über den Speichel wieder ausgeschieden, dort bakteriell zu Nitrit reduziert und wieder verschluckt. Werden gleichzeitig sekundäre Amine zugeführt, kann es im sauren Bereich des oberen Magen-Darm-Traktes zur Bildung von Nitrosaminen kommen. Unter den *anorganischen Kanzerogenen* sind vor allen Dingen Arsen und Chrom zu nennen, die auch beim Menschen zur Bildung von Tumoren führen können.

Neben diesen Stoffen, die meist durch menschliche Aktivitäten erzeugt werden, gibt es eine Vielzahl von Kanzerogenen und Promotoren in der Natur. So haben eine Reihe von *Pilzgiften* oder *Mykotoxinen* eindeutig krebserzeugende Wirkungen. Beim Aflatoxin handelt es sich um ein Pilzgift, das in verschimmelten Lebensmitteln wie Nüssen, Fruchtsäften oder Teigwaren nachweisbar ist. In bestimmten Gegenden Afrikas und Asiens wird offenbar Leberkrebs durch Aflatoxin ausgelöst, das sich in verschimmelten Nahrungsmitteln gebildet hat. Ein anderer Stoff mit krebserzeugender Wirkung ist das in bestimmten Nüssen vorkommende Cycasin, aus dem Dimethylnitrosamin abgespalten werden kann. Auch der Tabak ist als natürliches Kanzerogen zu nennen, da nicht nur der Tabakrauch, also das Pyrolyseprodukt, kanzerogene Wirkung aufweist, sondern auch Schnupftabak ein krebserzeugendes Potential besitzt.

3. Physikalische Einwirkungen auf die Gesundheit

Der Mensch ist ständig einer Reihe von physikalischen Einwirkungen ausgesetzt, die wesentlichen Einfluß auf seine Gesundheit und sein Wohlbefinden haben. Hierzu gehören physikalische Eigenschaften der Luft (s.a. Kapitel Lufthygiene) wie Temperatur, Luftfeuchte und Luftdruck, aber auch die sichtbaren Strahlen wie das Licht sowie die energiereichen Strahlen und elektro-magnetische Felder.

Unter *Licht* versteht man eine sich wellenförmig und gradlinig ausbreitende Strahlung mit einer Wellenlänge im sichtbaren Bereich von 380 bis 780 nm. Auch in den angrenzenden Bereichen findet sich eine Lichtstrahlung: unterhalb 380 nm das Ultraviolettlicht und über 780 nm das Infrarotlicht. Oberhalb der unteren Sichtgrenze von 380 nm liegt die Empfindlichkeit des Auges bereits um mehrere Zehnerpotenzen niedriger als im Bereich der höchsten Wahrnehmungsempfindlichkeit von 555 nm beim Tagessehen und 507 nm beim Nachtsehen.

Das sichtbare Licht ist für das Wohlbefinden des Menschen von großer Bedeutung. Im weißen Licht mischen sich alle Farben des Spektrums von Violett über Blau, Grün, Gelb bis zum Rot. Bei hoher Lichtdichte sind Stimmung und Leistungsfähigkeit besser als bei niedriger Dichte. Auch Farben haben einen deutlichen Einfluß auf Leistungsfähigkeit und Wohlbefinden. Bei künstlichem Licht bemüht man sich in der Regel, die Zusammensetzung des Sonnenlichtes – soweit machbar – zu erreichen.

Die *UV-Strahlung* wird in drei Bereiche eingeteilt. Unterhalb des sichtbaren Lichtes folgt die *UV-A-Strahlung* mit einer Wellenlänge von 380 bis 315 nm, die *UV-B-Strahlung* mit 315 bis 280 nm und die *UV-C-Strahlung* mit 280 bis 100 nm schließen sich an. UV-Strahlen sind ein normaler Bestandteil des Sonnenspektrums, doch werden die kurzwelligen UV-Anteile weitgehend in der oberen Erdatmosphäre abgefangen. Dies gilt insbesondere für das UV-C, das durch eine die Erde umgebende Ozonschicht fast vollständig absorbiert wird. Die

UV-C-Strahlung ist lebensfeindlich und würde beim Menschen zu erheblichen Hautschädigungen führen. Auch das UV-B hat noch eine schädigende Wirkung. Die zelltötende Wirkung von UV-B und UV-C macht man sich bei der Desinfektion von klaren Flüssigkeiten wie z. B. Wasser zunutze.

An der ungeschützten Haut führt kurzwellige UV-Strahlung zu gefährlichen Erythemen, also zu Hautrötungen, gegebenenfalls mit Blasenbildungen und schweren Allgemeinreaktionen. Ist die Haut durch Bräunung an UV-Strahlen angepaßt, sind die Reaktionen geringer. Auch Entzündungen der Bindehaut des Auges, die Photokonjunktivitis, wird durch UV-B-Strahlung ausgelöst. Sie spielt vor allen Dingen im Gebirge eine Rolle, wenn durch die staubfreie Luft besonders hohe Dosen in Erdnähe gelangen und durch Schnee noch reflektiert werden. Neben der Schneeblindheit durch UV-Strahlen gibt es die Schweißer-Ophthalmie, hervorgerufen durch den UV-Anteil in der Schweißflamme. UV-A-Strahlen führen zu einer verstärkten Hautpigmentierung (Bräunung). Wird die Haut häufig und übermäßig UV-Strahlen ausgesetzt, kann es zur Entstehung von Hautkrebs kommen. Es ist bekannt, daß in Gegenden der Erde, in denen die Sonnen- und damit die UV-Einstrahlung stärker ist, Hautkrebserkrankungen häufiger auftreten.

Zu den positiven Wirkungen des UV-A-Lichts gehört die Umwandlung von Provitamin in Vitamin D. Ohne ausreichende Sonnenbestrahlung leidet die Versorgung mit dem lebensnotwendigen Vitamin.

Auch einige künstliche Lichtquellen strahlen einen gewissen Anteil von UV-Licht ab. Dies gilt besonders für Neonröhren, die noch eine deutliche Strahlenemission unterhalb von 380 nm haben, während die klassische Glühbirne in diesem Bereich praktisch kein Licht mehr abgibt.

Die Lichtstrahlung oberhalb 780 nm bezeichnen wir als *Infrarot-* oder *Wärmestrahlung*. Durch ihren Anteil am Sonnenlicht wird die Erde erwärmt. Sie kann Haut und Körperoberfläche durchdringen und zu einer Erwärmung im Körperinneren führen. Bei zu starker Sonnenstrahlung kommt es durch Reizung der Hirnhäute (Reizencephalitis) zum Sonnenstich. Vom Sonnenstich abzugrenzen ist der Hitzschlag, der Folge einer Überwärmung ist. Beim Sonnenstich ist eine Überwärmung nicht Voraussetzung. Er ist gefährlicher als der Wärmestau beim Hitzschlag und bedarf rasch ärztlicher Behandlung.

Auf der Erde gibt es viele natürliche und künstliche *elektromagnetische Felder*. Ihre Bandbreite reicht von elektrischen und magnetischen Gleichfeldern über niederfrequente bis zu Hochfrequenzfeldern. Die Strahlung in allen diesen Bereichen ist deutlich längerwelliger als die des Lichtes. Bereits die Länge der Mikrowellenstrahlung liegt oberhalb der Infrarotstrahlung, die von 780 nm bis 1 mm reicht. Gleichzeitig wird die Frequenz geringer. Der Frequenzbereich der Lichtstrahlung reicht von 0,3 THz (Therahertz = 10^{12}Hertz) bis 3000 THz oder 3 PHz (Petahertz = 10^{15}Hertz). Der Bereich der Mikrowellen hat demgegenüber nur eine Frequenz von 0,3–300 Gigahertz (Giga = 10^{9}). Oberhalb dieses Wellenlängenbereiches von 1 mm bis 1 m schließen sich die Radiowellen an, die zwischen 1 m und 10 km liegen mit einer Frequenz von 30 KHz bis 300 MHz. Die niederfrequenten, elektromagnetischen Felder haben Wellenlängen bis zu mehr als 100000 km, aber nur eine Frequenz von 30 KHz bis unter 3 Hz. Bei den Gleichfeldern hingegen ist keine Frequenz mehr gegeben. Dafür nimmt die Wellenlänge auf unendlich zu.

In der Atmosphäre läßt sich ein durch *Gasionen* und freie Elektronen bedingter „Vertikalstrom“ von sehr geringer Stärke (10^{-16}Acm^{2}) messen. Man unterscheidet zwischen Kleinionen, die in einer Dichte von einigen 100–1000 pro m^{3} Luft vorkommen, wobei es sich in der Mehrzahl um positive Ladungsträger handelt. Sie lagern sich häufig an in der Luft verteilte Teilchen wie Aerosole, Staub oder Mikroorganismen an und werden so zu Mittel- oder Großionen. Diese sind ein Hinweis auf Luftverschmutzung. Kleinionen werden stets neu erzeugt, da sie durch Entladung schnell verschwinden können. Die Ionen gelangen nur in geringem Maße in umbaute Räume. Dort allerdings werden durch das Kochen, Heizen oder

Rauchen, aber auch durch natürliche Radioaktivität der Baustoffe neue Kleinionen freigesetzt. In künstlich klimatisierten Räumen kommen meist weniger positive Kleinionen vor als in der Außenluft. Auch die Zahl negativ geladener Ionen ist erniedrigt. Große Zahlen von positiven Kleinionen sollen für Streßeffekte verantwortlich sein. Großionen sind am Stofftransport in die Atemwege beteiligt.

Die Erdatmosphäre verfügt über ein natürliches *elektrostatisches Feld*, wobei die obere Luftschicht positiv und die Erdoberfläche negativ geladen sind. Die Feldstärke beträgt in der Nähe des Erdbodens 130 V/m. Das elektrische Gleichfeld wird durch die Gewittertätigkeit erzeugt und kontrolliert. Es wird beeinflußt durch Bebauung, Bepflanzung und Landschaftsgestalt. Da das Gleichfeld nicht in Lebewesen eindringt, spielt es als bioklimatischer Einflußfaktor keine Rolle.

Neben den natürlichen Gleichfeldern werden häufig auch künstliche Gleichfelder erzeugt. Durch elektrostatische Aufladung können künstliche Felder entstehen, so z.B. bei der Reibung von Kleidungsstücken aneinander oder an der Haut oder beim Kämmen der Haare. Voraussetzung ist die fehlende Leitung, so daß die Ladungstrennung sich nicht ausgleichen kann. Dies ist vor allen Dingen bei trockener Luft der Fall. Die künstlichen Aufladungen an Oberflächen können wesentlich größer sein als das natürliche elektrostatische Feld (>10 x). Die Entladung erfolgt dann häufig durch Funkenüberschlag, der bei Dunkelheit sichtbar wird. Er ist zwar gesundheitlich unschädlich, aber unangenehm und kann zur Entzündung von Gasen führen.

Die Erde besitzt ein *magnetisches Gleichfeld* mit der größten Felddichte an den Polen und der niedrigsten am Äquator. In unseren Breiten beträgt die magnetische Felddichte ca. 50 µT (T = Tesla). Gesundheitliche Auswirkungen sind bisher nicht nachgewiesen worden.

Neben dem natürlichen gibt es künstlich erzeugte magnetische Gleichfelder durch Gleichspannungsleitungen, z.B. Fahrdrähte der Bahn, aber auch Lichtbögen oder Elektrolyseanlagen. Starke statische Magnetfelder haben offenbar Einfluß auf den Organismus, doch gibt es bisher keinen Hinweis auf dauerhafte Veränderungen durch sie.

Gewitter führen zu atmosphärischer Impulsstrahlung mit Wellencharakter, also einem *elektrischen Wechselfeld.* Sie wird nach ihrer Entstehung „Atmospherics" oder kurz „Spherics" genannt. Da die Ausbreitungsgeschwindigkeit der Spherics-Impulse höher ist als die Wanderungsgeschwindigkeit von Wetterfronten, sind sie bereits vor dem Auftreten entsprechender Witterungserscheinungen meßbar. Sie sollen auch Ursache der Wetterfühligkeit sein. Als Schönwetterkonstante gilt die Naturkonstante von 10 Hz. In Bauten wird, insbesondere bei Stahlkonstruktionen und auch in Stahlbeton, das elektrische Wechselfeld abgeschirmt.

Neben den Spherics gibt es künstlich erzeugte elektrische Schwingungsfelder, sie werden als „Technics" bezeichnet. Ursache sind Wechselstromquellen und -leitungen. Gesundheitliche Einflüsse elektrischer Wechselfelder sind nicht eindeutig nachweisbar. Sicher ist, daß in unmittelbarer Nähe von starken Wechselfeldern Veränderungen im EEG (*E*lektro*e*nzephalogramm) nachweisbar sind, doch konnten dauerhafte Veränderungen oder gar Schäden bis heute nicht bewiesen werden.

Als Folge der elektrischen Wechselfelder kommt es zu natürlichen *magnetischen Wechselfeldern*, die z.B. bei Gewittern auftreten. Wesentlich häufiger finden sich künstliche magnetische Wechselfelder durch elektrische Leitungen. Da der Wechselstrom bei uns eine Frequenz von 50 Hz hat, bildet sich um die Leitung herum ein entsprechendes magnetisches Wechselfeld. Die Größenordnung der Wechselfelder liegt in der Nähe von Starkstromleitungen, z.B. direkt unter einer Hochspannungsleitung, stets unter 100 μT. In Gebäuden liegen die Werte noch niedriger.

Niederfrequente Magnetfelder können ungebremst in den Körper eindringen. Es gibt Hinweise, daß sie Aktionspotentiale auslösen, die biologische Funktionen beeinflussen. Daneben treten natürliche *hochfrequente Magnetfelder* auf. Sie sind bedingt durch Vorgänge in der Atmosphäre sowie im Weltraum. Auch viele technische Einrichtungen, die mit Hochfrequenzströmen arbeiten, wie Rundfunk, Radar, Funktelefonie, aber auch Mikrowellen- sowie Diathermie-Geräte im Kurzwellen- und Mikrowellenbereich sowie Hochfrequenzgeräte in der Chirurgie erzeugen hochfrequente Magnetfelder. Da die Geräte nur kurzzeitig verwendet werden, ist die Bedeutung der Felder insgesamt gering. Auch ist die austretende Strahlung bei Mikrowellenöfen durch die Abschirmung minimal. Gleiches gilt für Bildschirmgeräte, die unterschiedliche Strahlung abgeben.

Während die Wärmewirkung durch elektromagnetische Hochfrequenzfelder heute unstrittig ist – sie kann im Organismus zu Erwärmungen, lokal auch zu Überwärmungen führen –, sind andere Wirkungen noch umstritten. So werden Fruchtschädigungen sowie genetische Einflüsse behauptet, ohne daß sie jedoch bisher mit hinreichender Sicherheit nachgewiesen werden konnten. Sicher sind Einflüsse auf die Hirnstromkurve, doch ist auch hier eine dauerhafte Schädigung bisher nicht nachweisbar. Aufgrund der unterschiedlichen Ergebnisse experimenteller Arbeiten sind deshalb die Grenzwerte in den einzelnen Ländern sehr unterschiedlich und teilweise umstritten.

Die *energiereiche Strahlung* ist in erster Linie eine Folge der Radioaktivität. Man unterscheidet Alpha-, Beta- und Gammasowie Röntgenstrahlen. Bei den Alpha- und Betastrahlen handelt es sich um korpuskuläre Strahlung, die Alpha-Strahlung besteht aus einem Heliumkern, also 2 Protonen und 2 Neutronen, beim Beta-Zerfall ist es eine Elektronenstrahlung. Die Gammastrahlung ist hingegen eine elektromagnetische Strahlung, ebenso wie die Röntgenstrahlung. *Radioaktivität* wird definiert als die Eigenschaft bestimmter Radionuklide, spontan Strahlung durch Energieabgabe beim Übergang eines instabilen Atomkerns in eine stabile Konfiguration der Kernbausteine zu emittieren. Man unterscheidet natürliche und künstliche Radioaktivität. Für die biologische Wirkung ist die äquivalente Dosis von Bedeutung, sie wird in Sievert (Sv) gemessen. Biologisch lassen sich genetische und somatische

Wirkungen unterscheiden, wobei die vererbbaren Wirkungen zumindest theoretisch in dominante und rezessive unterteilt werden können. Genetische Erkrankungen sind nicht selten, von leichten Anomalien bis zu schweren Schäden, doch gibt es keine Möglichkeit, spontane genetische Veränderungen von strahleninduzierten zu unterscheiden. Für die Risikoabschätzung wird von Strahlenhygienikern das Produkt aus den Faktoren – Zahl der Gene, an denen Mutationen auftreten können, Mutationsrate pro Dosiseinheit und Strahlendosis – herangezogen. Neben den vererbbaren Schäden gibt es Zellschädigungen, die nicht vererbt werden.

Hinsichtlich der *Strahlenexposition* muß unterschieden werden zwischen der Strahlenexposition von außen und der von innen. Unter der Strahlenexposition von außen versteht man die von außen auf den Organismus einwirkende Strahlung. Die Strahlenexposition von innen wird bedingt durch aufgenommene radioaktive Stoffe, die ihre Wirkung im Körperinneren entfalten können. Die natürliche Strahlenbelastung setzt sich aus der *kosmischen* sowie der *terrestrischen Strahlung* durch natürliche radioaktive Isotope zusammen. Sie sind auf der Erde ungleichmäßig verteilt, so daß die natürliche Exposition sehr stark schwanken kann. Baumaterialien enthalten teilweise nicht unerhebliche Mengen an radioaktiven Stoffen, so daß die Belastung in Gebäuden u.U. deutlich höher ist als außerhalb. Die kosmische Strahlung hängt darüber hinaus ab von der Höhe über dem Erdboden, beispielweise ist sie in Flugzeugen wesentlich stärker als auf der Erdoberfläche. Der unterschiedliche Gehalt der Erdoberfläche an radioaktiver Substanz trägt zusätzlich zu differenten Belastungen bei. Im Durchschnitt beträgt die mittlere jährliche Keimdrüsendosis bei uns 1,1 mSv, hiervon stammen 0,3 mSv aus der kosmischen Strahlung, 0,5 mSv aus der terrestrischen Strahlung und 0,3 mSv aus der Aufnahme radioaktiver Stoffe.

Zu der natürlichen Strahlenbelastung addiert sich die künstliche Radioaktivität. Hierzu gehört der Fallout von Kernwaffenversuchen in der Atmosphäre, der zu einer zusätzlichen Bodenbelastung (Cs 137 und Sr 90) geführt hat. Seit der Aufgabe der oberirdischen Versuche in den sechziger Jahren ist die Belastung stetig zurückgegangen und lag vor dem Unfall in Tschernobyl und liegt auch jetzt wieder unter 0,01 mSv gegenüber bis zu 0,1 mSv Mitte der sechziger Jahre.

Neben der Strahlenbelastung durch natürliche und künstliche Radioaktivität ist die medizinische Strahlenbelastung zu beachten. Durch neuere Untersuchungsverfahren und auch die strengen Bestimmungen der Röntgenverordnung ist sie jedoch zurückgegangen.

Schall und Lärm

Unter *Schall* werden Schwingungen verstanden, die sich in gasförmigen, flüssigen und festen Medien fortsetzen können. Man spricht von Luft-, Flüssigkeits- oder Körperschall. Hat Schall nur eine Schwingungsfrequenz, so handelt es sich um reine Töne. Sie lassen sich z. B. mit einer Stimmgabel erzeugen. Mehrere reine Töne, deren Frequenzen in einem einfachen Zahlenverhältnis zueinander stehen, nennt man *Klang*. *Geräusch* ist ein Schallereignis mit zahlreichen unterschiedlichen Frequenzen und Lautstärken. Die Frequenzen stehen nicht wie beim Klang in einem harmonischen Verhältnis zueinander. Im Gegensatz hierzu handelt es sich beim *Lärm* um die subjektive Wahrnehmung unerwünschten Schalls. Ob Schallereignisse gesundheitsschädlich sind oder mindestens körperliche Reaktionen auslösen, ist unabhängig davon, ob es sich um reine Töne, um Klänge oder Geräusche handelt.

Zur Messung des Schalls bedient man sich des *Schalldruckes*. Man spricht auch von Schall- oder Schalldruckpegel. Er wird in Pascal (Pa) gemessen. Um einen Bezug zum Hören zu erhalten, hat man für die Messung eine auf dem Schalldruck beruhende andere Maßeinheit, die Dezibel-Skala, entwickelt (dB). Es handelt sich um den Logarithmus des Verhältnisses zwischen vorhandenem Schalldruck und dem Schalldruck der Hörschwelle bei 1000 Hertz, der mit 20 µPa angenommen wird. Wegen der großen Spanne des Hörvermögens von über sechs Zehnerpotenzen ist die Skala logarith-

misch aufgebaut. 10 dB entsprechen somit einer Verzehnfachung des Schalldruckes, eine Erhöhung um drei dB einer Verdopplung.
Der Mensch kann maximal Frequenzen zwischen 16 und 20000 Hertz (Hz) wahrnehmen. Dabei ist die Hörempfindung aber nicht in allen Bereichen gleich. Tiefe und sehr hohe Töne werden bei gleicher Intensität, also gleichem Schalldruckpegel, als weniger laut empfunden als Töne mittlerer Frequenz. Die Hörempfindlichkeit ist am größten im Bereich von 1000 bis 3000 Hertz. Das menschliche Gehör empfindet eine Verzehnfachung des Schalldruckes nur als eine Verdoppelung. Höreindruck und tatsächliche Schallenergie sind somit nicht identisch, weshalb die Lautstärke mit dem Bewertungsfilter A gemessen und als dB(A) bezeichnet wird. Um häufig wechselnde Schallintensitäten bewerten zu können, wird der *äquivalente Dauerschallpegel* errechnet. Er stellt ein Mittlungsmaß für die Schall- oder Lärmbelastung dar. Man darf allerdings daneben nicht die Spitzenschallpegel außer acht lassen, da sie auch für die Auswirkungen von Lärmbelastungen von Bedeutung sind.

Nach Lehmann lassen sich grob vier Lärmstufen unterscheiden, wobei die genaue Abgrenzung teilweise umstritten ist.

Als *Lärmstufe 1* werden Lautstärken zwischen 30 bis ungefähr 60 dB(A) bezeichnet, bei denen im wesentlichen primär psychische Reaktionen und allenfalls sekundär vegetative Wirkungen auftreten.

Die *Lärmstufe 2* umfaßt den Bereich von ca. 60–ca. 90 dB(A), in dem Menschen primär vegetativ reagieren. Es kommt zu einer Ausschüttung von „Streßhormonen" wie Adrenalin und zu einer Gefäßverengung der peripheren Blutgefäße, zur Steigerung der Herz- und Atemfrequenz und einer Tonuszunahme der gestreiften Muskulatur. Die Reaktionen laufen nicht über das Bewußtsein und sind unabhängig von der Einstellung des Betroffenen zu den Schallereignissen. Sie sind jedoch nicht als primär pathologische Reaktionen einzustufen, sondern als normale Beantwortung von Umweltreizen.

Bei stärkerer Belastung kann es jedoch zu vegetativen Überreizungen kommen, die durchaus Krankheitswert erreichen können.

Die *Lärmstufe 3* bezeichnet den Bereich von 90–120 dB(A), in dem neben vegetativen Reaktionen ein erhebliches Risiko der Lärmschwerhörigkeit besteht. Zunächst tritt eine reversible Störung auf, die als zeitweilige Vertaubung wahrgenommen wird. Nach einiger Zeit stellt sich jedoch das normale Hörvermögen wieder her, da die betroffenen Haarzellen regenerieren. Wenn die Schallüberlastung länger andauert oder die Erholungszeiten nicht ausreichen, werden insbesondere die äußeren Haarzellen irreparabel geschädigt. Es kommt zur dauerhaften Lärm-Schwerhörigkeit. Unangenehm ist besonders die Einschränkung des Sprachverständnisses. Traten Lärmschwerhörigkeiten früher vor allem bei Industriearbeitern auf, so finden sie sich heute oft außerhalb des Berufslebens als Folge zu laut eingestellter Kopfhörer (Walkman) sowie unphysiologischer Lärmbelastungen in Diskotheken.

Die *Lärmstufe 4* umfaßt Lautstärken über 120 dB(A). Neben der Schädigung der Haarzellen kann es durch die Schallereignisse zu unmittelbaren mechanischen Schädigungen des

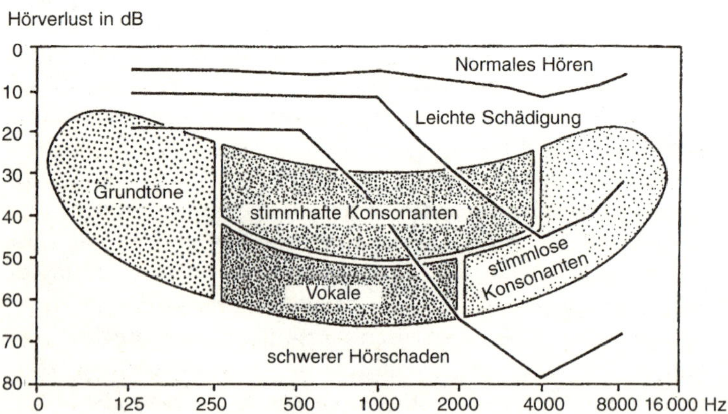

Abb. 4: Sprachverständnis und Lärmschwerhörigkeit (nach Jansen und Schwarze 1991)

Gehörs durch direkte Einwirkung auf die Ganglienzellen kommen, ebenso wie zu extraaurikulären Schädigungen. Sehr laute, plötzliche Ereignisse können zum sofortigen völligen Hörverlust, aber auch in Form des Explosionstraumas zu schweren Gewebszerreißungen führen.

Der Lärm in den Großstädten umfaßt im wesentlichen die Lärmstufen 1 und 2, d.h., im allgemeinen liegt der Geräuschpegel unterhalb von 90 dB(A). Hauptquelle ist die Lärmemission von Kraftfahrzeugen.

Zur Verminderung der Lärmbelastung kommen sowohl Maßnahmen zur Reduzierung der Schallemission als auch der Schallimmission in Frage. Bei der Verminderung der Schallemission kann man unterscheiden zwischen einer direkten und einer indirekten Lärmentstörung. Direkte Lärmentstörung heißt Veränderung der Lärmquelle, so daß weniger Lärm entsteht. Unter indirekter Lärmentstörung versteht man Schalldämmaßnahmen in unmittelbarer Umgebung der Schallquellen, um die Schallemission zu verhindern oder zu reduzieren.

Dort, wo diese Maßnahmen nicht ausreichen, muß die Schallausbreitung vermindert werden. Hierzu gehören Lärmschutzanlagen an Straßen sowie zusätzlich Maßnahmen an den Häusern. Durch eine gezielte Erhöhung des Schallschutzes läßt sich der Dämmwert der Außenwände bis auf mehr als 67 dB(A) erhöhen. Problematisch sind in der Regel die Fensterflächen. Einfach verglaste Fenster mit Holzrahmen haben in der Regel nur eine Schalldämmung von ca. 15 dB(A), während Isolierglasfenster bereits 25 dB(A) Schalldämmung aufweisen. Bei speziellen Lärmschutzfenstern können Dämmungen bis zu 60 dBA erreicht werden. Sie verfügen über mehrere Scheiben unterschiedlicher Stärke mit vergrößertem Abstand sowie entsprechende Rahmenkonstruktionen.

Beim *Fluglärm* sind zwei Bereiche zu unterscheiden, die unmittelbare Umgebung der Flughäfen einschließlich der Start- und Landebahnen sowie die durch das Überfliegen belastete Zone. Während in der Umgebung der Flughäfen für den in unmittelbarer Bodennähe erzeugten Lärm bauliche Schutzmaßnahmen für Verbesserungen sorgen können, ist ein

Schutz gegen den beim Überfliegen auftretenden Lärm nur durch Veränderungen an den Triebwerken und durch Lärmdämmaßnahmen unmittelbar an den Häusern möglich. In den letzten zwanzig Jahren sind hier erhebliche Fortschritte erzielt worden. Da die Fluglärmbelastung damit allein jedoch nicht zu beseitigen ist und relativ große Bereiche beim Überfliegen betroffen werden, bemüht man sich, durch günstige Führung der Flugkorridore die Belastung der Menschen am Boden soweit wie möglich zu beschränken. Um die Flughäfen herum sind Lärmschutzzonen auszuweisen. Während in der Schutzzone 1 überhaupt keine Wohnungen errichtet werden dürfen, sind in der Zone 2 nur besonders schutzbedürftige Einrichtungen, wie Krankenhäuser und Schulen, verboten.

Bei der Lärmbelastung durch Industrie und Gewerbe, die für die Menschen in den Betrieben selbst sowie in der Umgebung von Bedeutung sein können, handelt es sich um *Maschinenlärm* und Verkehrslärm durch den Transport von Material und Produkten. Grundsätzlich sind in Industriegebieten höhere Geräuschpegel erlaubt als in Wohngebieten, wobei die Nachtwerte in reinen Industriegebieten gleich hoch wie die Tagwerte liegen dürfen, während in Wohngebieten die Nachtwerte unterhalb der Tageswerte liegen müssen.

Die *Lärmquellen in Wohnbereichen* sind vielfältig und reichen vom Trittschall über Lärm durch technische Einrichtungen oder Haushaltsgeräte bis zu Lärm durch unerwünschte Musik, aber auch Tiere und spielende Kinder. Durch geeignete Baukonstruktionen läßt sich zwar eine Reduktion der Lärmübertragung erreichen, doch bleibt die Notwendigkeit, im Wohnbereich Rücksicht zu nehmen.

III. Arbeitsgebiete der Umwelthygiene

1. Wasserhygiene

Wasser befindet sich auf der Erde in einem ständigen Kreislauf. Es ist zum großen Teil in den Ozeanen gespeichert. Ein Teil verdunstet oder gelangt über Pflanzen in die Atmosphäre. Durch Niederschläge kommt es zur Rückführung auf die Erdoberfläche. Von der Niederschlagsmenge von ca. 200 Mrd. m^3/Jahr in den alten Bundesländern versickern ca. 15 % in das Grundwasser, ca. 40 % werden von Pflanzen wieder an die Atmosphäre abgegeben, weitere 12 % verdunsten von Boden und Oberflächen. Etwa ein Drittel des Niederschlagswassers fließt über die Flüsse ins Meer ab. Die Niederschlagsmengen schwanken zwischen den Jahren z.T. erheblich. In trockenen Jahren kann die Niederschlagsmenge um 25 bis 30 % absinken, während sie in anderen Jahren entsprechend ansteigt.

Die Zusammensetzung des Niederschlagswassers hängt sehr stark von den Luftinhaltsstoffen ab. Insbesondere über Ballungsgebieten waschen die Niederschläge aus der Luft Stick- und Schwefeloxide aus, die sich im Wasser zu salpetriger Säure oder Schwefelsäure lösen. Dies führt zu einer Ansäuerung des Regenwassers und kann dort, wo keine hohe Pufferkapazität des Bodens besteht, den Boden-pH verändern. Die Folge sind chemische Veränderungen der Bodenzusammensetzung und letzten Endes auch des Grundwassers, wenn etwa durch die Ansäuerung Aluminium mobilisiert wird und mit dem Wasser versickert.

Im Boden lassen sich je nach der Wasserverteilung mehrere Zonen unterscheiden. Partikeln werden von Absorptionswasser umgeben, die Bodenluft zwischen den Partikeln kann mit Wasserdampf gesättigt sein, er haftet an Partikeln und saugt sich über im Boden vorhandene Kapillarkräfte in die Bodenstruktur hinein. In größerer Tiefe kommt es zu einem geschlossenen Kapillarwasserraum und noch tiefer, wenn der Boden wassergesättigt ist, zum Grundwasser, das sich über nicht oder schlecht wasserdurchlässigen Bodenschichten sammelt. Meist befinden sich mehrere Grundwasserhorizonte übereinander, wobei die Art der Bodenschichtung die Art und Häufigkeit der Wasserhorizonte bestimmt. Das Wasser kann aus dem Boden Stoffe aufnehmen, z.B. Kalzium und Magnesiumhydrogenkarbonate, wenn es durch biologisch entstandene Kohlensäure angesäuert ist und Kalkformationen berührt. Auch Eisen, Mangan sowie Sulfate und Kochsalz können ins Wasser übergehen.

Neben Niederschlägen kann auch die Versickerung von Flußwasser den Grundwasserstand beeinflussen. Die Geschwindigkeit, mit der Wasser versickert, hängt sehr stark von der Bodenbeschaffenheit ab.

Trinkwasser

Trinkwasser ist das wichtigste Grundnahrungsmittel für Mensch und Tier. Ohne Trinkwasser könnten wir nicht leben. Da der Wasserbedarf eines Erwachsenen pro Tag rund zwei Liter beträgt und er diese Menge zeitlebens zu sich nimmt, müssen hohe Anforderungen an die Reinheit des Trinkwassers gestellt werden. Grundsätzlich darf Trinkwasser nicht zu gesundheitlichen Gefährdungen führen, gleichgültig ob diese durch Mikroorganismen oder durch chemische Wasserinhaltsstoffe bedingt sind.

Die von Robert Koch, Max von Pettenkofer u.a. entwickelte Trinkwasseruntersuchung umfaßt sensorische, chemische und mikrobiologische Untersuchungen, wobei sich die chemische Untersuchung früher im wesentlichen auf die Aufbereitung beschränkte. Erst in den letzten zwanzig Jahren sind Untersuchungen auf Schadstoffe, die im Rohwasser enthalten sein können, hinzugekommen. Hierzu gehören neben Schwermetallen und anderen anorganischen Verbindungen polyzyklische aromatische Kohlenwasserstoffe, organische Chlorverbindungen sowie chemische Stoffe zur Pflanzenbehandlung und Schädlingsbekämpfung einschließlich ihrer toxischen Abbauprodukte sowie polychlorierte und polybromierte Biphenyle und Terphenyle. Beurteilt wird auch die Wasserhärte, die überwiegend durch Kalzium- und Magnesiumsalze der Kohlen- und der Schwefelsäure gebildet wird.

Unverändert wichtig ist die mikrobiologische Beschaffenheit, da viele Infektionserreger durch Wasser übertragen werden können. Da es unmöglich ist, Wasser auf alle pathogenen Mikroorganismen zu untersuchen, werden in erster Linie nur bestimmte Indikatorkeime geprüft, um festzustellen, ob Verunreinigungen des Wassers vorliegen. Die meisten der Krankheitserreger, die mit dem Wasser auch übertragen werden können, sind primär über Ausscheidungen ins Wasser gelangt, doch sind neuerdings auch pathogene Keimarten gefunden worden, die natürlicherweise im Wasser vorkommen.

Trinkwasser läßt sich sowohl aus Grund-, Quell-, Oberflächen- als auch Meerwasser gewinnen. Um das Rohwasser aber als Trinkwasser verwenden zu können, muß es in der Regel aufbereitet werden, wobei der Aufwand sehr stark von der Beschaffenheit und damit Herkunft des Wassers abhängig ist. Oberflächenwasser aus Flüssen und kleinen Seen läßt sich nur in begrenztem Maße direkt für die Trinkwasserversorgung verwenden, da es oft stark mit Schadstoffen und Mikroorganismen belastet ist. Man hilft sich z.T. damit, daß man die Filtrationswirkung des Erdbodens nutzt und ein Uferfiltrat fördert, d.h., das Wasser wird erst in einer gewissen Entfernung vom Fluß gefördert. Günstiger ist die chemische Beschaffenheit in großen Seen und Talsperren. Zumindest in der Tiefe ist das Wasser meist relativ sauber.

Zur Trinkwassergewinnung ist im allgemeinen die Grundwasserförderung am besten geeignet. Dabei sind aber die verschiedenen Wasserhorizonte im Untergrund unterschiedlich zu beurteilen, denn in den obersten Wasserhorizont nahe der Oberfläche können noch schädliche oder unerwünschte Stoffe eingeschwemmt werden. Auch in tieferen Bodenschichten können aus dem Untergrund herausgelöste Stoffe das Wasser belasten und müssen entfernt werden. Tiefenwasser ist in der Regel mikrobiologisch einwandfrei, da Krankheitserreger in größeren Tiefen nicht mehr vorkommen. Liegen günstige

Tab. 2: Pathogene Mikroorganismen aus Boden und Wasser (nach Botzenhart 1991)

Mikroorganismen	Vermehrungseigenschaften	Hygienische Bedeutung
Amöben (Acanthamöben, Naeglerien)	Ernährung überwiegend von Bakterien	Enzephalitis (selten)
Acinetobacter sp.	Vermehrung in feuchten Bereichen und auf Haut, Primärsiedler	Erkrankungen (selten) bei Personen mit Vorschädigungen
Aeromonas sp.	Wachstum, in Trinkwasser u. U. bei unzureichender Chlorung	Wundinfektionen, Darmerkrankungen (Enteritis)
Flavobacterium	geringe Ansprüche, häufig Primärsiedler, Wegbereiter anderer Bakterien	u. a. Meningitis bei Neugeborenen, gefährdet Personen mit Vorerkrankungen
Legionella sp.	Symbiose mit anderen Mikroorganismen (u. a. Amöben); Wachstum in Warmwasser (bis 50° C)	Pontiac-Fieber, Lungenentzündung durch Aerosole; wenig chlorempfindlich
Mycobacterium sp.	Vermehrung meist in Wandbelägen; schwer anzüchtbar	u. a. chronische Entzündungen verschiedener Organe; wenig chlorempfindlich
Pseudomonas sp.	geringe Wachstumsansprüche; Sekundärbesiedler	häufig Erreger von Haut- bzw. Schleimhautinfektionen (nach Vorschädigung)
Yersinia sp.	gute Vermehrung in Wasserwerken (Sediment und Filter, nur apathogene Serotypen)	u. a. Enteritis, Arthritis, Sepsis (nur bestimmte Serotypen)

Untergrundverhältnisse vor, kann Grundwasser ohne nennenswerte Aufbereitung direkt als Trinkwasser verwendet werden. Dies gilt auch für Wässer aus Quellen, wenn sie unbeeinflußt von Oberflächenbelastungen sind.

Meerwasser läßt sich nur nach einer Entsalzung als Trinkwasser verwenden, da der Salzgehalt für den Menschen unzuträglich hoch ist. Die Entsalzung ist heute technisch kein Problem mehr, doch ist sie mit nicht unbeträchtlichen Kosten verbunden. Trotzdem ist die Meerwasseraufbereitung in bestimmten wasserarmen Regionen wie etwa am Persischen Golf, aber auch auf Inseln im Atlantik und in anderen Meeren heute üblich.

Einer der wichtigsten *Aufbereitungsschritte* ist die Belüftung des Wassers durch Verdüsung oder Kaskadenbelüftung. Durch die Belüftung wird Sauerstoff ins Wasser eingebracht und gelöste gasförmige Stoffe werden ausgetrieben. Hierzu gehören biogen entstandene Kohlensäure, Methan und Schwefelwasserstoff sowie aus anthropogenen Quellen stammende, leicht flüchtige organische Kohlenstoffverbindungen. Die Sauerstoffanreicherung führt auch zu einer Aufoxidation der in löslicher, reduzierter Form vorliegenden Eisen- und Manganverbindungen, die nach der Oxidation unlöslich werden und damit ausfallen. Sie können dann durch Filtration entfernt werden.

Die *Filtration* kann als Schnellfiltration ggf. unter Zugabe von Fällungsmitteln wie Aluminium- oder Eisensalze durchgeführt werden oder über Langsamsandfilter, in denen auch Bakterien durch Biozönose zurückgehalten werden, d.h. durch die Lebensgemeinschaft der Mikroorganismen, die sich im Sandfilter gebildet hat. Sie führen zu einem Abbau organischer Verbindungen sowie zu Vorgängen, wie sie auch bei Ionenaustauschern feststellbar sind. Sind Wässer stärker verunreinigt, insbesondere mit organischer Substanz, so kann man Aktivkohlefilter anwenden, an die viele organische Verbindungen gebunden werden. Durch eine Kombination mit einer vorhergehenden Ozonung werden darüber hinaus organische Ringverbindungen aufgebrochen und können durch an Aktivkohle adsorbierte Mikroorganismen abgebaut werden. Das Wasser kann damit chemisch sehr weitgehend gereinigt werden. Allerdings enthält es nun wieder Bakterien, die noch entfernt werden müssen. Aktivkohlefilter müssen nach dem Gebrauch ausgetauscht werden, sie können nicht wie Sandfilter durch Rückspülung gereinigt werden.

Eine *Desinfektion* ist erforderlich, wenn das Wasser Bakterien enthält, die nicht mit der gebotenen Sicherheit durch die

Aufbereitung entfernt werden können. Dazu werden Chlor oder Chlorverbindungen verwendet, wobei sich auch Chlornebenprodukte wie Haloforme bilden können. In den Konzentrationen, in denen Chlor zur Desinfektion verwendet wird, ist es für Menschen unschädlich. Für die Haloforme allerdings sind Grenzwerte festgelegt, da sie in höherer Konzentration zu Gesundheitsschäden führen könnten. Ebenfalls zur Desinfektion geeignet ist Ozon, durch das alle Mikroorganismen dauerhaft inaktiviert werden. Sein Nachteil ist jedoch, daß es sich im Wasser zersetzt und damit in Leitungen nicht sicher desinfizieren kann. Auch muß es wegen seiner Toxizität entfernt werden, bevor das Wasser zum Verbraucher gelangt. Es kann also nicht zur Desinfektion der Rohrleitungen oder zum Schutz vor einer Verkeimung während des Transportes eingesetzt werden. Auch können durch Ozon Korrosionen auftreten. Ultraviolettes Licht, durch das alle vegetativen Mikroorganismen inaktiviert werden, da es die RNS oder DNS zerstört, ist ebenfalls zur Desinfektion geeignet. Seine Wirkung ist allerdings begrenzt, weil es nicht sehr weit in das Wasser eindringen kann. In kleineren Anlagen kann man auch Silber verwenden, das ebenfalls antibakteriell wirkt. Es wird z.B. in Wassertanks auf Schiffen eingesetzt. Schließlich läßt sich das Wasser durch bakteriendichte Filter entkeimen. Sie haben aber nur eine begrenzte Leistungsfähigkeit und sind somit nur für kleine Mengen geeignet.

Wasserleitungen aus durchbohrten Steinen oder Holzstämmen, gebrannten Tonröhren und gefalzten Bleirohren sind schon aus der Antike bekannt. Heute werden Rohre aus Stahlguß, Eisen, Beton und Kunststoffen, wie PVC und Polyethylen, sowie innerhalb von Häusern aus Kupfer verwendet. In älteren Häusern finden sich gelegentlich noch Bleirohre. Die einzelnen Materialien haben unterschiedliche Vor- und Nachteile.

Wasseruntersuchungen richten sich nach der Trinkwasserverordnung. Für die mikrobiologische Beschaffenheit gelten Grenzwerte, die sich im wesentlichen auf Indikatorbakterien beziehen. Da die Kolibakterien und die koliformen Keime als sichere Bestandteile von Ausscheidungen zu gelten haben, kann man durch sie feststellen, ob eine fäkale Verunreinigung des Wassers vorliegt. Sie dürfen in einer Probe von 100 ml nicht nachweisbar sein. Daneben wird auch die Gesamtzahl der Keime pro ml Wasser bestimmt, um eine Aussage über die allgemeine mikrobiologische Beschaffenheit machen zu können. In den Anlagen zur Trinkwasserverordnung sind weiterhin eine größere Zahl chemischer, physikalisch-chemischer und sensorischer Untersuchungsparameter festgelegt.

Die wichtigsten durch Wasser auslösbaren oder übertragbaren Krankheiten sind *Infektionskrankheiten*, obwohl, wie das alte Wort von der Brunnenvergiftung zeigt, auch früher bereits chemische Vergiftungen durch Wasser durchaus geläufig waren.

Im wesentlichen sind es Darm- und Lebererkrankungen, die durch Trinkwasser ausgelöst werden können. Im vorigen Jahrhundert sowie in der ersten Hälfte des 20. Jahrhunderts spielten auch bei uns Cholera- und Typhusepidemien durch Trinkwasser eine erhebliche Rolle. In anderen Ländern gilt das auch heute noch. So wurden in den letzten Jahren in Südamerika Cholera-Epidemien durch schlechtes Trinkwasser ausgelöst. Gruppenerkrankungen und Epidemien sind aber nicht nur bei Typhus und Paratyphus beobachtet worden, auch andere Salmonellosen können über das Trinkwasser weiterverbreitet werden. 1965 wurde in Kalifornien eine Epidemie mit 16 000 Erkrankten beobachtet, die auf Trinkwasser zurückzuführen war. In Neu Dehli erkrankten 1955 fast 29 000 Menschen an Hepatitis A. Auch hier war Trinkwasser die Ursache. In Deutschland war die letzte größere Trinkwasserepidemie eine Ruhrinfektion in Ismaning bei München 1978. Sie wurde ausgelöst durch das Eindringen von Ruhrbakterien in eine Wassergewinnungsanlage und führte zu fast 2 500 Erkrankungen.

Seit einer Reihe von Jahren wird weltweit zunehmend von weiteren Erkrankungen, insbesondere des Magen-Darm-Traktes, durch Trinkwasser berichtet. Hierzu gehören Infektionen mit Vibrio parahämalyticus, Campylobacter gastroenteritides sowie verschiedenen Shigellenarten (Ruhrerregern), Yersinia enterocolitica, Leptospiren, Listerien und atypischen Mykobakterien. Schließlich werden auch Legionellen (Legionella pneumophila) und Pseudomonas aeruginosa durch das Wasser übertragen. Legionellen gelangen offenbar häufig in geringer Zahl in das Trinkwasser und werden durch die üblichen Aufbereitungsverfahren nicht ausreichend zurückgehalten. Wird dieses Wasser dann in Warmwasseranlagen erwärmt und stagniert es dort längere Zeit, kann es zu stark erhöhten Keimzahlen kommen, die z. B. durch beim Duschen erzeugte Aerosole auf den Menschen übertragen werden können. Sie lösen Lungenentzündungen aus, aber auch grippeähnliche Erkrankungen wie das Pontiacfieber.

Viren werden vor allem dann über Trinkwasser übertragen, wenn das Rohwasser mit Fäkalien verunreinigt wurde. Hierzu gehören neben Hepatitis-A- und Hepatitis-E-Viren auch die Erreger der Kinderlähmung, die Poliomyelitisviren, die Erreger von Durchfallerkrankungen wie Rota- und Norwalk-Viren. Darüber hinaus sind Protozoeninfektionen durch Wasser möglich, wie durch die Ruhramöben (Entamöba histolytica), durch Lamblia intestinalis (Giardia lamblia) und Kryptosporidien. Ursprüngliche Wirte dieser Protozoen sind in der Regel Wasservögel, die sich auf Wasserreservoiren niederlassen und deren Kot auf diese Weise in das Wasser gelangt. Da die Protozoen gegen übliche Desinfektionsmaßnahmen meist sehr widerstandsfähig sind, können sie trotz Aufbereitung ins Trinkwasser gelangen.

Niedrige Zahlen pathogener Mikroorganismen im Wasser können auch dann Infektionen auslösen, wenn primär die Dosis im Wasser nicht dafür ausreicht. Wird das Wasser z.B. bei der Lebensmittelherstellung verwendet, kann es auf den Lebensmitteln zur Massenvermehrung der Erreger und bei Aufnahme durch Menschen zur Infektionskrankheit kommen. Besonders gefährlich sind Fleisch- und Milchprodukte, die nach dem Wasserkontakt nicht mehr erhitzt werden. Es müssen daher an das Wasser für Lebensmittelbetriebe mindestens so hohe Anforderungen gestellt werden wie an Trinkwasser.

Intoxikationen können durch Wasser ausgelöst werden, wenn es Schadstoffe enthält. Während viele Wasserinhaltsstoffe als essentielle Spurenstoffe anzusehen sind, die für den Menschen lebensnotwendig sind, wirken andere gesundheitsschädigend. Sie können bereits bei der Gewinnung im Wasser vorhanden sein, unabhängig davon, ob sie geogenen oder anthropogenen Ursprungs sind, d.h., ob sie aus dem natürlichen Untergrund stammen oder durch menschliche Aktivitäten hineingelangt sind. Sie können aber auch durch die Wasseraufbereitung oder beim Transport in das Wasser hineingelangen. Bekannt sind Erkrankungen vor allem durch eine Reihe anorganischer Stoffe, wie z.B. Blei, Quecksilber oder Arsen.

Ein größeres Problem stellen Stickstoffverbindungen im Trinkwasser dar. Nitratbelastungen des Wassers finden sich, wenn Böden hohe Nitratgehalte aufweisen, im oberen Grundwasserhorizont oder in Oberflächenwasser. Besonders gefährdet sind Säuglinge, bei denen es im Darm zu einer Umsetzung des Nitrats zu Nitrit kommen kann, das resorbiert zur Methämoglobinämie, d.h. zu einer Oxidation des Eisens im Hämoglobin ($Fe^{++} \rightarrow Fe^{+++}$) führt, das dann für den Sauerstofftransport nicht mehr zur Verfügung steht. Es kommt zur Blausucht. Die Krankheit betrifft nur Kleinkinder und Säuglinge, da sie noch nicht über die Methämoglobinreduktase verfügen, die das Methämoglobin wieder in normales Hämoglobin zurückverwandelt, und sie darüber hinaus in den ersten Lebensmonaten noch einen höheren Anteil an fetalem Hämoglobin haben, bei dem die Methämoglobinbildung besonders leicht erfolgt. Bei Einhaltung der Grenzwerte für Nitrat kann eine Methämoglobinämie nicht mehr auftreten. Selbst bei einer Überschreitung um das Zwei- bis Dreifache sind keine Fälle beobachtet worden. Ein anderes Problem stellt die mögliche Nitrosaminbildung aus Nitrat/Nitrit und sekundären Aminen im Darm dar.

Badewasser

Zum Baden wird sowohl Oberflächenwasser in natürlichen Freibädern als auch Wasser in künstlichen Badebecken genutzt. Neben Unfällen mit Verletzungen oder sogar Ertrinken kann es beim Baden zu Infektionen oder seltener Intoxikationen kommen. Im Wasser können etliche pathogene oder fakultativ pathogene Mikroorganismen auftreten, die entweder direkt von Menschen oder indirekt über Fäkalien eingetragen wurden. Auch können Keime, die ihren natürlichen Standort im Wasser haben, pathogen sein. Darüber hinaus besteht das allerdings deutlich geringere Risiko einer chemisch-toxischen Gefährdung, wenn das Wasser Gifte in hinreichender Menge enthält.

Das Baden und Schwimmen in natürlichen Gewässern ist abgesehen von möglichen Unfallgefahren so lange problemlos, wie die Gewässer ausreichend sauber sind, d.h. diese weder Mikroorganismen noch toxische Stoffe in gefährdenden Größenordnungen enthalten. Die Mehrzahl der größeren Gewässer in Deutschland ist jedoch so stark verschmutzt, daß ein Baden dort praktisch nicht in Frage kommt, auch wenn in den letzten Jahren der Verschmutzungsgrad sehr vieler Flüsse deutlich zurückgegangen ist. Unproblematisch ist bisher im allgemeinen der Zustand der deutschen Küstengewässer sowohl an der Nordsee als auch an der Ostsee. Abgesehen von Abwassereinleitungsstellen und Hafenbecken ist aufgrund der in den Flußwässern erfolgten Umsetzung der chemischen Verbindungen wie auch der Ablagerung von Schadstoffen im Sediment nicht mit Gefährdungen in chemisch-toxikologischer oder mikrobiologischer Hinsicht zu rechnen. Eigene Untersuchungen von über 70 Parametern zeigten, daß die Konzentrationen in der Regel um den Faktor 10 bis 1 000 unterhalb der für Trinkwasser zugelassenen Grenzwerte lagen, sofern die Stoffe überhaupt nachweisbar waren. Eine Gefährdung durch chemische Verunreinigungen kann daher für Badende an der See praktisch ausgeschlossen werden. Bei vielen Binnengewässern und Flüssen ist dagegen die Belastung durch industrielle Abwässer zwar rückläufig, aber noch nicht so niedrig, daß sie als ungefährlich angesehen werden kann.

Probleme ergeben sich jedoch durch die Eutrophierung, die sich an der See bisher noch nicht oder allenfalls lokal in dramatischem Ausmaß bemerkbar macht, in vielen Binnenseen jedoch bereits erhebliche Ausmaße angenommen hat. Unter *Eutrophierung* versteht man einen stark erhöhten Nährstoffgehalt, der zu einem Massenwachstum von Algen und Wasserpflanzen führt. Wenn außerhalb der Wachstumsperiode die Algen- oder Pflanzenarten absterben und durch Mikroorganismen mineralisiert werden, kommt es zu einer starken Sauerstoffzehrung und unter ungünstigen Bedingungen zu einem völligen Verschwinden des Sauerstoffs. Dadurch treten Bakterienarten in den Vordergrund, die ihre Energie nicht aus Oxidationsvorgängen mittels gelöstem Sauerstoff beziehen, sondern durch die Spaltung sauerstoffhaltiger Verbindungen in organischem Material. Dabei werden neben Sumpfgas (Methan) auch Verbindungen wie Schwefelwasserstoff und Schwefelkohlenstoff gebildet. Da diese Verbindungen stark toxisch sind, führen sie neben der Beeinträchtigung durch den Sauerstoffmangel zu einem völligen Verschwinden des normalen organischen Lebens. Das Gewässer kippt um.

Daneben gibt es Gefahren durch Algentoxine, die unter bestimmten Bedingungen von einigen Arten produziert werden. Diese können, wie seit langem bekannt ist, selbst Großvieh, das aus solchen Gewässern trinkt, gefährlich werden. Für den Menschen werden in der Regel diese Gefährdungen beim Baden gering sein, da die Aufnahme wohl im wesentlichen nur über den Verdauungstrakt erfolgt. Trotzdem besteht die Gefahr, daß Gesundheitsbeeinträchtigungen vor allem bei Kindern auftreten können, wenn diese Wasser schlucken.

Die größeren Gefahren gehen jedoch von Bakterien und Viren aus. Fäkale Verunreinigungen, wie z. B. Abläufe von Kläranlagen, aber auch Gülleeinleitungen führen zu einer starken mikrobiellen Belastung. Für die Umgebung derartiger Einleitungen muß daher grundsätzlich ein Badeverbot ausgesprochen werden.

In *künstlichen Badebecken* ist die Wassermenge begrenzt, die für den einzelnen Badenden zur Verfügung steht, d.h. die Belastung des Wassers mit Mikroorganismen, die beim Baden und Schwimmen abgegeben werden, ist bezogen auf die Wassermenge deutlich größer als bei natürlichen Bädern. Dabei spielen nicht nur die von der Haut abgegebenen Bakterien und Pilze einschließlich der Fäkalkeime aus der Analregion eine Rolle, sondern vor allem aus dem Speichel stammende Mikroorganismen. Beim Schwimmen gelangt Wasser in den Mund, wird zusammen mit Speichel wieder ausgespuckt und bringt so Mundbakterien und Viren in das Badewasser ein. Da auch die körperliche Nähe der Badenden in künstlichen Badebecken wesentlich größer ist als bei natürlichen Bädern, muß im Badebeckenwasser eine desinfizierende Wirkung vorhanden sein.

Da es unmöglich ist, ein Badebecken ständig mit Frischwasser zu durchströmen, wird das Wasser kontinuierlich aufbereitet. Nur das verdunstete sowie das mit den Badenden ausgetragene Wasser wird ersetzt und eine begrenzte zusätzliche Menge Frischwasser zugeführt, insgesamt ca. 30 l pro Badendem. In der Praxis läuft das Wasser in der Regel über Überlaufrinnen am Rande des Badebeckens ab. Es wird dann außerhalb des Beckens von den eingebrachten Verunreinigungen – soweit dieses machbar ist – gereinigt. Die Aufbereitung des Badebeckenwassers geschieht durch Flockung und Filtration, um kolloidal gelöste Verbindungen und Partikeln zu entfernen. Durch Aktivkohlefilterung kann eine weitere Reduktion der im Badebeckenwasser vorhandenen Stoffe erreicht werden. Das aufbereitete Füllwasser wird so zugeführt, daß nach Möglichkeit eine gleichmäßige Verdrängung des Beckenwassers durch aufbereitetes Reinwasser stattfindet.

Für die Desinfektion des Badewassers kommen in der Praxis nur Chlor und Chlorverbindungen in Frage. Dabei bildet sich jedoch auch gebundenes Chlor, das aus den im Badewasser enthaltenen organischen Verbindungen durch Reaktion mit Chlor entsteht. Es hat, wie z.B. die Chloramine, schleimhautreizende Wirkung. Ihr Gehalt läßt sich durch einen er-

Tab. 3: Erkrankungen durch beim Baden und im Badebereich aufgenommene Erreger

Erreger	Erkrankung
Viren	
Papova-, Papilloma-Viren,	Warzen
Adeno-Viren	Konjunktivitis und grippeähnliche Allgemeininfektion
Coxsackie-, ECHO-, Picorna-Viren Rota-Viren	Meningitis, Enzephalitis, grippeähnliche Allgemeininfektion und Gastroenteritis
Bakterien	
Pseudomanas aeruginosa, Staphylococcus aureus, Enterokokken, Aeromonaden	Otitis externa/media, pyogene Infektionen der Haut, z.T. auch Enteritiden
Mycobacterium marinum	Hautulzerationen
Chlamydia trachomatis	Konjunktivitis
Legionella pneumophila	Pneumonie
Leptospira ictero-haemorrhgiae	Weilsche Erkrankung
Pilze	
Dermatophyten	Fußmykosen
Protozoen/Metazoen	
Amöben	Meningoenzephalitis
Zerkarien	Dermatitis

höhten Füllwasserzusatz vermindern. Bei der Chlorung entstehen darüber hinaus verschiedene Trihalogenmethane (THM) von Chloroform (Trichlormethan) bei bromfreien Wässern bis hin zu Bromoform (Tribrommethan) bei stark bromhaltigen Wässern. Durch die Zugabe von Aktivkohlepulver vor der Filterung läßt sich der Gehalt jedoch weitgehend reduzieren, so daß Gesundheitsgefahren nicht mehr zu erwarten sind. Da die Aufnahme der THM praktisch nur inhalativ erfolgt, ist sie sehr stark abhängig von der Belüftung der Hallenbäder. Bei Freibädern wird durch die natürliche Luftbewegung das aus dem Wasser an die Luft abgegebene Trihalogenmethan in der Regel sofort verdünnt.

Die mikrobiologischen Anforderungen an Badebeckenwasser sind höher als an natürliche Badegewässer. Es gelten die

gleichen Grenzwerte wie für das Trinkwasser, da so das Funktionieren der Desinfektion geprüft wird. Daneben müssen die organischen Verunreinigungen niedrig gehalten werden.
Mit den von der Hautoberfläche und aus Körperöffnungen abgegebenen Mikroorganismen können auch Krankheitserreger in das Badewasser gelangen. Bei Naturbädern stellt jedoch aufgrund der starken Verdünnung diese Abgabe keine nennenswerte Gefährdung dar. Allerdings wurde in den letzten Jahren festgestellt, daß sich in eutrophierten, d.h. stark nährstoffangereicherten Gewässern auch natürlicherweise im Wasser vorkommende Keimarten bei höheren Temperaturen sehr stark vermehren, wie die Aeromonaden, die Enteritiden (Darminfektionen), aber auch Wund- sowie Ohrinfektionen auslösen können. In letzter Zeit sind außerdem vermehrt Hautentzündungen durch Protozoen und Metazoen bekanntgeworden. So finden sich bei höheren Temperaturen und eutrophem (nährstoffreichem) Wasser vermehrt Zerkarien in Binnenseen. Sie können in die Haut eindringen und zu einer Dermatitis (Hautentzündung) führen, die oft mehrere Tage anhält. Von kurzer Dauer sind die Hautentzündungen durch ein anderes Protozoon, *Idothea baltica*, eine Assel, die in Küstengewässern im Tang häufig vorkommt. Neuerdings wird der Gefahr von Gesundheitsschädigungen durch toxinbildende Blaualgen größere Bedeutung zugemessen.

Bei künstlichen Badebecken muß auch mit der Übertragung von Mikroorganismen im Umgebungsbereich der Becken gerechnet werden. So werden Fußpilze und virusbedingte Warzen nicht im Wasser, sondern im barfußbetretenen Bereich übertragen.

Abwasser

Abwasser ist jedes durch häuslichen, gewerblichen oder industriellen Gebrauch veränderte, insbesondere verunreinigte, abfließende oder auch aus Niederschlägen stammende Wasser. Im Abwasser findet sich eine Vielzahl von Schmutzstoffen, z.T. gelöst, z.T. kolloidal oder grob dispers verteilt. Je nach der Herkunft kann man unterscheiden zwischen häuslichem, gewerblichem und industriellem Abwasser sowie Niederschlagswasser. Die einzelnen Abwasserarten enthalten unterschiedliche Anteile an organischen und mikrobiologisch abbaubaren Substanzen einerseits sowie anorganischen und organischen z.T. nicht abbaubaren und toxischen Substanzen andererseits. Nährstoffe können bei der Einleitung in einen Vorfluter zu Eutrophierungen führen. Die Beurteilung des Abwassers muß sowohl unter seuchenhygienischen Aspekten als auch unter toxikologischen erfolgen, da enthaltene Schadstoffe die Umwelt und damit im Endeffekt auch wieder den Menschen schädigen können.

Schon in alter Zeit hat man offenbar erkannt, daß von Abwasser Gefahren ausgehen können. Es hat daher schon sehr früh Versuche gegeben, Abwasser aus den Wohnbereichen zu entfernen. Erste Kanalisationsanlagen sind bereits 4500 Jahre v. Chr. in Indien in Mohenjo-Daro nachgewiesen. In Dur-Sargon hatte man bereits 3700 Jahre v. Chr. Toiletten mit Wasserspülung. Auch im alten Ägypten, in Babylon, Ninive und Karthago gab es Abwasserkanäle, den Ägyptern war offensichtlich auch schon die Abwasserverrieselung bekannt. Berühmt ist schließlich die Cloaca maxima in Rom, die heute noch als Regenwasserkanalisation in Betrieb ist. Mit dem Römischen Reich verschwand jedoch das Wissen über die Abwasserbeseitigung. Die fehlende hygienisch einwandfreie Beseitigung der Abwässer hatte verheerende Infektionen zur Folge. Abwasserreinigungsanlagen sind im allgemeinen erst in den letzten 100 bis 150 Jahren entstanden. Hamburg z.B. hat sich lange darauf verlassen, daß Abfälle und Ausscheidungen aus den Fleeten mit abfließendem Wasser bei Ebbe entfernt würden. Erst in der Mitte des vorigen Jahrhunderts wurden von Lindley in London, Hamburg und Frankfurt Kanalisationsanlagen gebaut. Die Entfernung des Abwassers aus den Städten war jedoch nur dort relativ einfach, wo ein entsprechend großer Fluß das Abwasser aufnehmen konnte. Ob der Fluß damit zu stark belastet wurde, kümmerte früher niemanden. Wo keine Flüsse als Vorfluter vorhanden waren, verteilte man das Abwasser auf dem Land. Schon bald zeigte sich jedoch, daß eine Aufbereitung notwendig war.

Die *Zusammensetzung des Abwassers* unterscheidet sich je nach Herkunft. Im häuslichen Abwasser stellen die Ausscheidungen die wesentliche Belastung dar, daneben enthält es Reinigungs- und Körperpflegemittel, Nahrungsmittelreste, Haare, Hautbestandteile u. ä. Der hohe Anteil organischer Schmutzstoffe beträgt mindestens 75 % der Gesamtverschmutzung. Gewerbliche und industrielle Abwässer sind sehr unterschiedlich zusammengesetzt. Der größte Teil des industriellen Abwassers ist Kühlwasser, bei dem nur die Temperaturerhöhung von Bedeutung ist, Zusatzstoffe sind nur in bestimmten Fällen enthalten. In den übrigen Abwässern können jedoch eine Vielzahl von Substanzen gefunden werden. Bei gefährlichen Inhaltsstoffen müssen die Abwässer unter Umständen besonders behandelt werden.

Regenwasser wird in den meisten Fällen nicht den normalen Kläranlagen zugeführt. Durch Abschwemmung von Ölrückständen sowie Reifenabrieb von Straßen, Pflanzenschutz- und Düngemitteln in landwirtschaftlichen Gebieten, aber auch Hundekot ist das Niederschlagswasser belastet und sollte vor der Einleitung in einen Vorfluter zumindest mechanisch behandelt werden, d.h. die Schmutzstoffe sollten sich absetzen können. Manchmal ist auch ein Abbau organischer Substanz in Regenauffangbecken möglich.

Krankenhausabwasser entspricht im wesentlichen dem häuslichen Abwasser, nur in Ausnahmefällen finden sich im Krankenhausabwasser gefährliche Krankheitserreger, die mit dem Abwasser weiterverbreitet werden könnten. In diesen Fällen ist eine vorherige Desinfektion notwendig. Im übrigen aber kann es ohne Probleme in die kommunalen Abwässer eingeleitet werden.

Die früher übliche *direkte Einleitung von Abwässern* in natürliche Gewässer war solange unproblematisch, wie die Abwassermenge die Selbstreinigungskraft des Gewässers nicht überforderte. Ein Teil der eingeleiteten Schmutzfracht sedimentiert und wird, sofern es sich nicht um mineralische, nicht abbaubare Stoffe handelt, meist in der aeroben Bodenzone abgebaut. Auch die gelösten und nicht absetzbaren Stoffe werden im Wasser durch Mikroorganismen zersetzt. Auch rein chemische Reaktionen können beobachtet werden. Da beim Abbau durch Mikroorganismen Sauerstoff verbraucht wird, kommt es bei stärkerer Belastung zu einer Sauerstoffverarmung. Der Abbau der organischen Substanz geschieht über mehrere Stufen durch verschiedene Mikroorganismen, die nacheinander an der Stoffumsetzung beteiligt sind. Man spricht von einer Sukzession. Sinkt der Sauerstoffgehalt dabei zu stark ab, so kann der normale sukzessive Abbau nicht mehr stattfinden, es kommt zu Fäulnisprozessen. Es sind dieselben Vorgänge wie in eutrophierten Gewässern, wenn diese umkippen. Bei Fließgewässern spielt für den Selbstreinigungsprozeß auch die Geschwindigkeit des Abbaus der eingebrachten Substanzen eine Rolle. Während manche Stoffe schnell mineralisiert werden, dauert der Umbau bei anderen Stoffen eine längere Zeit, so daß sie über eine wesentlich längere Strecke verfrachtet werden.

Mit den Abwässern in den Vorfluter gelangte Krankheitserreger sterben meist ab, da das Wasser nicht ihr natürliches Biotop ist. Dieser Vorgang kann aber u. U. recht lange dauern, auch können einige Erregerarten im Wasser dauerhaft überleben. Zwar entsteht durch das Fließgewässer ein Verdünnungseffekt, doch viele der Erreger bleiben noch über einen längeren Zeitraum infektionsfähig. Würde kurz unterhalb der Einleitungsstelle Wasser zur Trinkwassergewinnung entnommen werden, so könnten durch die Erreger Gefahren entstehen.

In *Kläranlagen* wird zuerst das Abwasser mechanisch gereinigt, d. h. alle sedimentierbaren Partikeln werden aus dem Wasser entfernt. Dies geschieht durch *Rechen, Sandfang,* vor allen Dingen aber *Absetzbecken.* Durch eine Strömungsverlangsamung kommt es zu einem Absetzen der grob dispersen Teile. Vom Boden der Absetzbecken kann der noch sehr dünne Schlamm abgesaugt und zur Weiterbehandlung gebracht werden. Maximal 45 % der organischen Substanz werden durch die mechanische Vorklärung aus dem Abwasser entfernt

Tab. 4: Aufbau von Kläranlagen

Anlage	Abzuscheidende Stoffe
Rechenwerk	Grobstoffe
Sandfang	Sand
Schwimmstoffabscheidung	Fette, Öle
mechanische Reinigung (Vorklärbecken)	Absetzbare Stoffe
Biologische Reinigung	Biologisch abbaubare und adsorbierbare Stoffe
Nachklärbecken	Bakterienschlamm
chemische Reinigung (3. Stufe)	
Flockung, Nachklärung	Phosphat
Denitrifizierung	Nitrat

fernt. Sie kann noch durch Fettabscheider ergänzt werden, die den Becken zugeordnet sind. Das vorgeklärte Abwasser wird dann der biologischen Reinigung zugeführt. Ihr Prinzip ist die Mineralisierung der organischen, feindispers verteilten oder gelösten Verbindungen durch verschiedene Mikroorganismen. Da für den Stoffwechsel der Bakterien Sauerstoff erforderlich ist, muß Luft eingebracht oder ein enger Kontakt mit Luft ermöglicht werden. Übrig bleiben gelöste Salze sowie Bakterienmasse. Damit stets eine genügende Zahl aktiver Bakterien vorhanden ist, werden dem Abwasser Belebtschlammflocken zugeführt, d.h. Flocken aus einem aktiven Schlamm.

Bei der *biologischen Klärung* verbleibt ein erheblicher Teil der ursprünglichen Stickstoff- und Phosphorverbindungen als gelöstes Nitrat und Phosphat im Abwasser. Durch chemische Aufbereitungsschritte wird versucht, diesen Nährstoffeintrag in die Vorfluter zu reduzieren. Für die *Eliminierung des Phosphats,* das überwiegend aus menschlichen und tierischen Ausscheidungen stammt – auch früher hatten die phosphathaltigen Waschmittel nur einen Anteil von 16 % am Gesamtphosphateintrag in die Vorfluter –, wurde bereits vor ca. 35 Jahren eine Fällungsmethode mit Eisen- und Aluminiumsalzen entwickelt und in der Kläranlage Plön ausprobiert. Inzwischen ist das Verfahren weiter verfeinert worden, so daß über eine Flotationsfiltration Phosphat nahezu vollständig aus dem Wasser eliminiert wird. Im Prinzip ließe dieses Verfahren auch ein Recycling des Phosphats zu.

Der *Ammonium-* und *Nitratgehalt* kann durch mikrobielle Verfahren weitgehend beseitigt werden. Dabei wird zuerst das entweder primär im Abwasser enthaltene oder aber durch Abbau entstandene Ammonium unter Sauerstoffzufuhr von entsprechenden Bakterien nitrifiziert, d.h. zu Nitrat oxidiert. Anaerobe Abwasserbakterien benutzen das Nitrat als Sauerstofflieferanten (Sauerstoffdonator) und reduzieren es zu molekularem Stickstoff, der in die Luft entweicht. Beide Vorgänge können auch simultan ablaufen.

Die *Abwasserlandbehandlung* hat im Gegensatz zu früher geringere Bedeutung. Ursächlich sind die hygienischen Risiken, die sich dabei ergeben. Krankheitserreger, insbesondere Wurmeier, werden auf landwirtschaftlich genutzten Boden aufgebracht und können beispielweise über Gemüse oder andere Nutzpflanzen weiterverbreitet werden. Es kann im Boden zur Anreicherung von Schadstoffen, wie z.B. Schwermetallen, kommen. Auch können diese Stoffe in das Grundwasser eingetragen werden. Ähnliches gilt für *Pflanzen-Kläranlagen*, bei denen die Nährstoffe direkt von Pflanzen im Abwasser aufgenommen werden. Man spricht hier auch von Wurzelraumentsorgung. Diese Anlagen sind darüber hinaus aber auch problematisch, weil ihre Wirksamkeit von der Vegetationsphase der Pflanzen abhängt.

In den Klärwerken fallen zwei Arten von *Klärschlamm* an, der Vorklärschlamm aus der mechanischen Reinigung und der „biologische“ Schlamm aus der biologischen Klärung. Beide sind noch dünnflüssig und wasserreich und enthalten eine Vielzahl organischer Verbindungen sowie pathogene Bakterien, Wurmeier, aber auch chemische Schadstoffe. Die organischen Stoffe können unter anaeroben Bedingungen in geschlossenen Behältern sukzessiv weiter abgebaut werden, d.h. ausfaulen. In der ersten Phase erfolgt ein mikrobieller Abbau nur bis zu niedrigen Fettsäuren, Alkoholen, sowie Wasser und Kohlendioxid. In der zweiten Phase bauen andere Bakterien diese Stoffe zu Essigsäure um, wobei der pH-Wert entsprechend absinkt. In der dritten Phase wird schließlich aus Essigsäure Wasserstoff, Kohlendioxid und Methan gebildet. Hierbei kommt es zu einer deutlichen Temperaturerhöhung auf über 40°, die bei einer Dauer der Ausfaulung von mindestens acht Wochen zu einer Abtötung vieler Bakterien und der Wurmeier führt. Wasserstoff und Methan können als Brenngas verwendet werden. Der ausgefaulte Schlamm muß noch entwässert werden, z.B. durch Auspressen. Er läßt sich zur Bodenverbesserung in der Land- und Gartenwirtschaft verwenden. Bei großen Kläranlagen enthält der Schlamm oft allerdings so viele Schwermetalle, daß eine Verwendung nach der Ausfaulung kaum möglich ist, zumindest darf nicht zuviel auf denselben Boden aufgebracht werden. Da Schwermetalle bisher nicht aus dem Klärschlamm entfernt werden können, wird der Klärschlamm entweder deponiert oder zur Volumenreduktion verbrannt.

2. Lebensmittelhygiene

Grundsätzlich läßt sich zwischen Lebensmittel- und Ernährungshygiene unterscheiden. Während es bei der Lebensmittelhygiene um die Erkennung und Abwendung von möglichen Gesundheitsgefahren durch Lebensmittel geht, sie somit Teil der Umwelthygiene ist, stellt die Ernährungshygiene ein Teilgebiet der Individualhygiene dar. Ihre Aufgabe ist es, in enger Anlehnung an die allgemeine Ernährungslehre die für den Menschen optimale Zusammensetzung der Nährstoffe zu erarbeiten, d.h. die für den einzelnen „richtige“ Ernährung.

Fremdstoffbedingte Gesundheitsstörungen

Grundsätzlich können toxische Inhaltsstoffe sowie Mikroorganismen in Lebensmitteln die Gesundheit schädigen. Toxische Stoffe können sowohl primär in Lebensmitteln enthalten sein als auch bei Produktion, Aufbewahrung oder Konservierung in Lebensmittel gelangen. Hinzu kommt die Umwandlung von

Lebensmittelbestandteilen in toxische Stoffe bei Lagerung und Transport. Auch mikrobielle Toxine können in Lebensmitteln einschließlich tierischer Organismen enthalten sein, so z.B. in Muscheln, aber auch in bestimmten Fischen. Eines der gefährlichsten Gifte ist das Tetrodotoxin, das wohl durch Mikroorganismen gebildet wird und sich im Magen-Darm-Trakt von Kugelfischen anreichert, die in Japan als Fugo roh verzehrt werden. In Muscheln werden auch Toxine, wie das Saxitoxin, aus toxinbildenden Dinoflagellaten angereichert, so daß sie erst nach einer Lagerung in Reinwasser für den Verzehr geeignet sind. Toxische Blaualgenarten sollen Ciguatoxin, einen thermostabilen Cholesterinesteraseblocker, bilden, das in bestimmten Fischen im Pazifik und in Westindien gefunden wird. Die Haff- oder Yuksowkrankheit, die in der östlichen Ostsee wiederholt beobachtet wurde und bei der es zu einer Thiamin-Inaktivierung kommt, wird auf in Fischen enthaltene Blaualgentoxine zurückgeführt. Die Makrelenvergiftung hingegen wird durch biogene Amine ausgelöst, die wohl durch mikrobiellen Abbau freigesetzt werden. Das gleiche gilt auch für allergische Symptome nach dem Verzehr von Thunfisch und Sardinen.

Eine besondere Rolle spielen bei der Produktion von Lebensmitteln angewandte Stoffe oder auch Verunreinigungen aus der Umwelt, die von Tieren und Pflanzen aufgenommen werden. Viele Pflanzen nehmen *Schwermetalle*, wie Blei, Kadmium und Quecksilber, aber auch Arsen und Thallium, aus dem Boden auf. Sie können auch direkt in tierische Organismen übergehen, wenn Futter durch entsprechende Stäube verunreinigt ist. Dabei schwanken die Gehalte u.U. erheblich. Besonders hohe Schwermetallgehalte finden sich z.B. in Rinderleber, aber auch in Fischkonserven. Blattgemüse kann aus Stäuben Schwermetalle aufnehmen, während Wurzelgemüse z.B. Kadmium aus dem Boden resorbieren kann.

Von den *radioaktiven Nukleiden* in Lebensmitteln sind Kalium-40, Tritium, Kohlenstoff-14 oder Rubidium-87 natürlicher Herkunft. Als Folge der Kernwaffenversuche sowie des Unfalls von Tschernobyl gibt es eine erhöhte Belastung mit

Cäsium-137 sowie Strontium-90. Die Jod-131-Belastung ist aufgrund des natürlichen Zerfalls sehr bald wieder zurückgegangen. Die künstliche Belastung liegt deutlich unter der natürlichen Radioaktivität, selbst im ersten Jahr nach dem Kraftwerksunfall lag sie nicht höher als die natürliche von 0,3 mSv effektiver Jahresdosis. Lediglich in einigen Lebensmitteln wie etwa Rentierfleisch, aber auch Pilzen finden sich noch erhöhte Mengen, die zur Vorsicht mahnen.

Unter den gesundheitsschädlichen organischen Verbindungen sind vor allem *Pestizide* zu nennen. Chemisch handelt es sich um unterschiedliche Verbindungen, wie Chlorkohlenwasserstoffe oder organische Phosphorsäure-Verbindungen. Etliche Pestizide wurden wegen ihrer Umweltpersistenz (z. B. DDT) oder aufgrund kanzerogener und anderer toxischer Wirkungen bei uns verboten. Am häufigsten werden *Herbizide* (Unkrautvertilgungsmittel) angewendet (über 50 % der Gesamtmenge). Die früher verwendete 2,4,5-Trichlorphenoxyessigsäure (2,4,5 T) ist seit 1985 verboten, da technische Verunreinigungen mit Dioxin und wohl auch eine Umsetzung zu 2,3,7,8 TCDD möglich sind. Auch andere Stoffe wurden aus dem Handel genommen. Die meisten heutigen Herbizide sind leicht abbaubar, doch dürfen sie zur Vermeidung einer Kumulation nicht zu oft angewendet werden.

Die früheren *Fungizide* (Pilzmittel – ca. 35 % der Gesamtmenge), wie Quecksilberverbindungen und Hexachlorbenzol, wurden wegen ihrer Toxizität oder ihrer Rolle als Promotoren bei der Tumorbildung verboten oder durch andere Stoffe ersetzt. Als *Insektizide* (ca. 5 %) werden Chlorkohlenwasserstoffe (CKW) kaum noch angewendet, sie persistieren aber noch in der Umwelt. Sie wurden durch Organophosphorverbindungen, Methylcarbamate sowie Pyrethroide ersetzt. Die durch das Überwachungsprogramm des Bundes nachgewiesenen Rückstände an Pestiziden lagen nur in relativ wenigen Fällen oberhalb der zugelassenen Höchstmengen, doch waren bei einigen Gemüse- und Obstarten Rückstände nachweisbar.

Polychlorierte Biphenyle (PCB) werden wegen ihrer Umweltpersistenz sowie der Toxizität bzw. Kanzerogenität kaum noch angewendet. Ihr Vorkommen in Lebensmitteln ist stark rückläufig. Auch leichtflüchtige CKW wie Tri- und Tetrachlorethylen (PER) wurden in Lebensmitteln gefunden. So gab es in der Umgebung chemischer Reinigungen früher öfter Einlagerungen in fetthaltigen Lebensmitteln. Polyzyklische aromatische Kohlenwasserstoffe (PAK) wie das Benzo(a)pyren lassen sich ebenfalls in Lebensmitteln nachweisen. Während sie im Fleisch beim Räuchern und Grillen entstehen können, sind Obst und Gemüse eher durch Umweltemissionen belastet.

Nitrat findet sich in fast allen Lebensmitteln und ist in geringer Menge auch unproblematisch. Während der Gehalt in Fleisch niedrig ist, enthalten pflanzliche Nahrungsmittel je nach Art und Düngung u.U. erhebliche Mengen, was jedoch bei ausgewogener Ernährung unschädlich ist. Der Nitritgehalt in Lebensmitteln ist relativ gering, doch kann im Magen-Darmt-Trakt aus Nitrat durch mikrobielle Umwandlung Nitrit entstehen, wie auch bei reduzierenden Bedingungen in Lebensmitteln selbst. Pökelsalz enthält neben Kochsalz 0,4–0,5 % $NaNO_2$. Die Pökelung des Fleisches dient wegen seiner antioxidativen Eigenschaften der Konservierung sowie wegen der bakteriostatischen Wirkung auch der Verhinderung des Wachstums von Clostridium botulinum. C. botulinum bildet das gefährliche Botulismustoxin, das zur bakteriellen Fleischvergiftung führen kann. Zur Aromabildung und Rotfärbung des Fleisches darf Pökelsalz heute nicht mehr verwendet werden.

Nitrosamine gehören zu den ausgesprochen starken Kanzerogenen. Sie können im sauren Milieu des oberen Magen-Darm-Traktes gebildet werden, wenn nitrosierbare Amine und Nitrit zugeführt werden. Neben dieser endogenen Nitrosaminbildung gibt es exogene Quellen für Nitrosamine, so findet z.B. eine starke Nitrosaminbildung bei hohen Temperaturen in gepökeltem Fleisch statt. Es sollte deshalb nicht gebraten oder gegrillt werden.

Zahlreiche *Pharmaka* werden in der Tierzucht verwendet, so z.B. Antibiotika, um Infektionen zu verhindern. Auch soll es durch Gabe bestimmter Antibiotika zu einer schnelleren

Gewichtszunahme von Schlachttieren kommen. Da jedoch durch diese unkontrollierten Gaben bei Mikroorganismen Multiresistenzen entstehen können, sollten nicht nur Antibiotika, die in der Therapie beim Menschen eine Rolle spielen, sondern generell alle Antibiotika als Futterzusatz verboten werden. Ihre Rückstände können beim Menschen Allergien auslösen oder manifest werden lassen. In der Vergangenheit wurden auch noch weitere pharmakologisch wirksame Substanzen eingesetzt, die heute praktisch ausnahmslos verboten sind, wie z. B. Hormone zur Kälbermast.

Als *Lebensmittelzusatzstoffe* gelten Antioxidantien, Farbstoffe, Süßstoffe, Emulgatoren, Stabilisatoren, Dickungs- und Geliermittel sowie Antiklump-, Schaumbekämpfungs- und Trennmittel, für die im Grundsatz strikte Anwendungsbegrenzungen vorgeschrieben sind. Die Antioxidantien sollen eine Oxidation von Lebensmittelbestandteilen durch Luftsauerstoff verhindern, wie etwa das Ranzigwerden fetthaltiger Lebensmittel. Verwendet werden Ascorbinsäure, Tokopherole, Komplexbildner u. a. Sie müssen vor ihrer Anwendung toxikologisch geprüft und zugelassen werden. Das gleiche gilt für Farbstoffe, von denen nur eine begrenzte Zahl für Lebensmittel zugelassen ist. Auch muß zuerst die Unschädlichkeit bewiesen sein, bevor sie angewendet werden. Allgemein dürfen nur Laktoflavin, Betakarotin, Zuckercouleur, Silber und Gold verwendet werden. Bei allen anderen Stoffen bestehen Einschränkungen.

Beim Lebensmittelverderb kommt es zur Umwandlung von Lebensmittelbestandteilen in toxische oder unerwünschte Stoffe. Dies ist möglich durch Oxidation, also Reaktion mit Luftsauerstoff oder durch autolytische Prozesse, bei denen im Nahrungsmittel enthaltene Enzyme die ursprüngliche Substanz zersetzen und Abbauprodukte, häufig mit verändertem Aussehen, und Konsistenz-, Geruchs- und Geschmacksveränderungen bilden. Wachstum von Bakterien, Hefen und Schimmelpilzen und deren enzymatische Aktivität führen zu Veränderungen, die u. U. Ekelempfindungen auslösen können. Während eine Reihe von Umsetzungen harmlos ist, wie etwa die Säuerung von Milch, die damit zwar nicht den ursprünglichen Erwartungen des Konsumenten entspricht, aber durchaus verzehrbar ist, kommt es bei anderen Umsetzungen zur Bildung toxischer Stoffe wie z. B. biogener Amine, die erhebliche Gesundheitsbeschwerden auslösen können. Auch bilden eine Reihe von Mikroorganismen Toxine, die zu schweren Vergiftungen führen können.

Infektionen und mikrobielle Intoxikationen

Lebensmittel bieten aufgrund ihres Nährstoffgehaltes Mikroorganismen häufig hervorragende Wachstumsbedingungen. Bei der mikrobiellen Besiedlung ist zu unterscheiden zwischen Erregern, die Infektionskrankheiten bei Mensch und Tier auslösen können, Toxinbildnern, die Lebensmittelvergiftungen bewirken, sowie für den Menschen direkt nicht gefährlichen Mikroorganismen, die jedoch das Nahrungsmittel verändern können. Eine Kontamination mit Mikroorganismen muß noch nicht problematisch sein. Handelt es sich um apathogene Keime, werden sie, sofern sie nicht toxische Veränderungen beim Lebensmittel ausgelöst haben, auch in relativ großer Zahl vertragen. Auch Toxinbildner und Infektionserreger können, solange ihre Zahl gering ist, also bei reiner Kontamination, noch ungefährlich sein.

Die häufigsten durch Lebensmittel übertragenen Infektionserreger lösen Enteritiden, d.h. Magen-Darm-Infektionen aus. Darüber hinaus gibt es aber einige andere Mikroorganismen, die schwere Allgemeininfektionen hervorrufen können, wie z. B. die Erreger des Typhus, der Tuberkulose, der Brucellosen, aber auch des Milzbrandes, der Listeriosen und virusbedingter Krankheiten, wie etwa der Hepatitis A und E.

Bei den Infektionen des Magen-Darm-Traktes handelt es sich häufig um Toxi-Infektionen. Die Zahl gemeldeter Enteritisfälle in der Bundesrepublik liegt heute bei über 200 000 Fällen pro Jahr. Da zumindest leichtere Infektionen nicht gemeldet, ja häufig gar nicht ärztlich behandelt werden, muß damit gerechnet werden, daß die reale Zahl mikrobiell

Tab. 5: Lebensmittel-Infektionen und mikrobiell bedingte Intoxikationen

Erreger von Infektionen	Mikrobielle Intoxikationen
Bakterien	*Bakterien*
Salmonella sp., einschl. Typhus	z.T. Salmonella sp.
Enteropathogene E. coli (EPEC)	Enterotoxische E. coli (ETEC)
– Enteroinvasive E. coli (EIEC)	Staphylococcus aureus
Campylobacter sp.	Clostridium perfringens
Yersinia sp.	Clostridium botulinum
Shigella sp. (Ruhrbakterien)	Bacillus cereus
Vibrio sp. (einschl. Cholera)	Proteus sp.
Mycobacterium sp.	
Listeria sp.	
Viren	*Pilze – Mykotoxine*
Entero-Viren	Aflatoxine – u. a. Aspergillius flavus
REO-Viren	Ochratoxine – u. a. A. ochraceus
Adeno-Viren	Patulin – u. a. Penicillium patulum
Rota-Viren	Xanthome – u. a. A. vesiculor
Calici-Viren	Polypeptide – u. a. P. islandicum
Erreger von BSE (bovine spongiforme Encephalopathie und Creutzfeldt-Jacob-Erkrankungen	Macrolide – u. a. Fusarium roseum
	Ergotalkaloide – u. a. Claviceps purpura

bedingter Durchfallerkrankungen 10–100 mal so hoch liegt.

Häufigste Erregergruppe sind die *Salmonellen.* Da erhebliche Anteile des Schlachtgeflügels sowie viele große Schlachttiere Salmonellenträger sind, wird das Fleisch beim Schlachten häufig kontaminiert. Zwar liegen die primär vorhandenen Keimzahlen oft noch unter der nötigen Infektionsdosis, doch kann es bei der Lagerung leicht zu massiven Keimvermehrungen kommen, die dann zur Infektionskrankheit führen. Eine Vermehrung der auf der Fleischoberfläche befindlichen Keime findet vor allem beim Auftauen tiefgefrorenen Fleisches bei Zimmertemperatur statt. Auf der Oberfläche ist häufig schon eine für die Vermehrung geeignete Temperatur vorhanden, während das Fleisch im Inneren noch gefroren ist. Die Keime werden zwar beim Kochen oder Braten des Fleisches abgetötet und sind damit ungefährlich, doch können die Erreger im Küchenbereich weiterverbreitet werden, möglicherweise andere Lebensmittel kontaminieren und sich dort weiter vermehren. Die erforderlichen Keimzahlen, die aufgenommen werden müssen, um eine Krankheit auszulösen, liegen bei den meisten Salmonellenarten oberhalb von 10^5 Erregern. Früher wurden nur Typhus und Paratyphus als Krankheiten angesehen, bei denen Keimzahlen von 10^3 zur Krankheitsauslösung ausreichend sind. Inzwischen gibt es jedoch deutliche Hinweise darauf, daß bei einer Reihe von Enteritis-Salmonellen niedrigere Keimzahlen zumindest bei empfindlichen bzw. abwehrgeschwächten Personen zu einer Erkrankung führen können. Auch ist in den letzten Jahren eine neue Variante von Salmonella enteritidis aufgetreten, die ein neues Virulenzplasmid enthält. Dadurch kommt es schon bei relativ niedrigen Keimzahlen zur Infektionskrankheit, die häufig schwerer verläuft als andere Salmonellen-Enteritiden. S. enteritides hat inzwischen auch S. typhimurium als häufigsten Erreger abgelöst und ist entscheidend an der starken Zunahme der Enteritiden in den letzten Jahren beteiligt. Neuerdings tritt jedoch ein multiresistenter S. typhimurium Stamm auf, der sich offenbar schnell ausbreitet.

Neben den normalerweise im Darm vorkommenden E. coli Stämmen gibt es *enteropathogene Escherichia coli Stämme* (EPEC), die zu schweren Erkrankungen führen können. Man unterscheidet enteropathogene invasive E. coli (EIEC), die eine ruhrähnliche Infektion hervorrufen, und Enterotoxin bildende Stämme (ETEC), bei denen eine Vergiftung im Vordergrund steht. Besonders gefürchtet sind Infektionen mit enterohämorrhagischen E. coli (EHEC), die wegen der Bildung von Verotoxinen auch als VTEC bezeichnet werden. Sie sind Ursache einer hämorrhagischen Dickdarmentzündung, oft begleitet von Nierenkomplikationen und anderen Symptomen.

Nicht selten sind auch Enteritisfälle durch *Campylobacter*. Sie werden über tierische Lebensmittel, aber auch durch Trinkwasser übertragen. Die durch Campylobacter ausgelösten Diarrhöen beginnen oft sehr stürmisch und sind nicht selten von kolikartigen Schmerzen begleitet. Die Krankheitsdauer ist im allgemeinen nicht sehr lang.

Ein anderer häufiger Erreger von Lebensmittelinfektionen ist *Yersinia enterocolitica,* die besonders bei Schlachtschweinen, aber auch anderen Tieren sowie in Milch, Fischen und Meerestieren vorkommt. Voraussetzung für eine Infektion sind offenbar hohe Keimdosen. Obwohl in den letzten Jahren über etliche Epidemien berichtet wurde, sind die Infektionsketten meist nicht vollständig aufgeklärt worden.

Shigellen, Erreger der bakteriellen Ruhr, werden im allgemeinen direkt von Mensch zu Mensch übertragen, doch wurden wiederholt auch Trinkwasser- und Lebensmittelinfektionen beobachtet. Meist handelt es sich um Sekundärkontaminationen von Milch, Wasser, Gemüse und Obst, aber auch Salat, Eierspeisen u.ä.

Auch *Vibrionen* können durch Lebensmittel übertragen werden. Allerdings sind Infektionen durch Vibrio parahämolyticus bei uns relativ selten. Sie werden vor allen Dingen im fernen Osten beobachtet, wo roher Fisch und rohe Muscheln häufiger verzehrt werden. Zu dieser Gruppe gehört auch der Erreger der Cholera, Vibrio cholerae 01, während andere Serovare (non-01-Stämme) bisher als eher harmlose Enteritiserreger gelten. Inzwischen wurde festgestellt, daß mindestens ein weiteres Serovar Cholera-Toxin bildet und zur Cholera führen kann.

Früher wurde auch die *Tuberkulose* nicht selten durch Lebensmittel, speziell durch Milch übertragen. Allerdings war es meistens nicht der Erreger der menschlichen Tuberkulose, Mycobacterium tuberculosis, sondern der Erreger der Rindertuberkulose, M. bovis, der beim Menschen das gleiche Krankheitsbild auslöst. Kinder erkrankten nach Aufnahme kontaminierter Kuhmilch vor allen Dingen an einer Darmtuberkulose. Da die Rinderbestände heute bei uns tuberkulosefrei sind, ist dieser Übertragungsweg jetzt praktisch ausgeschlossen.

Listerien kommen in der Natur an vielen Stellen vor und können durch engen Kontakt mit Vieh und Haustieren, vor allem aber über Milch und Käse auf den Menschen übertragen werden. Während pasteurisierte Milch erregerfrei ist, finden sich in Rohmilch und Rohmilchprodukten gelegentlich Listerien. Sie können zu schweren Meningitiden und Enzephalitiden (Hirnhaut- und Hirnentzündungen) beim Menschen führen. Rohmilch zum direkten Verzehr oder zur Käseproduktion muß daher von sicher listerienfreien Rinderbeständen kommen. Der Glaube, nicht pasteurisierte Milch wäre grundsätzlich gesünder als pasteurisierte, hat dazu geführt, daß in vermehrtem Maße wieder Rohmilch getrunken wird. Als Folge traten jedoch wiederholt Listerieninfektionen nach Rohmilchverzehr auf, da die Kühe Listerienträger waren.

Neben Bakterien können auch *Viren* über Lebensmittel verbreitet werden, so verschiedene Enteroviren, REO-Viren und Adenoviren über Muscheln und Fische, aber auch andere Lebensmittel. Bei Rotaviren handelt es sich meist um sekundäre Kontaminationen von Lebensmitteln durch menschliche Virusträger. Ob auch die Calici-Viren, die zu den häufigsten Enteritiserregern bei Kindern gehören, durch Lebensmittel übertragen werden, ist noch nicht sicher. Hepatitis-A- und -E-Viren werden u.a. durch Muscheln übertragen, in Ländern mit schlechterer Trinkwasserqualität als bei uns aber auch oft über das Trinkwasser.

Schließlich müssen Infektionen mit *Parasiten* erwähnt werden. Schon lange bekannt ist die Übertragung von Trichinen durch Schlachtvieh, insbesondere durch das Hausschwein. Dank der gesetzlichen Fleischbeschau ist eine Trichinenübertragung heute selten geworden. Eine gewisse Rolle spielt dagegen immer noch die Infektion mit Taenia saginata, dem Rinderfinnenbandwurm, der über rohes Fleisch übertragen wird. Auch Askariden können durch Lebensmittel weitergegeben werden, wenn die Pflanzen mit Fäkalien oder ungeklärtem Abwasser gedüngt und die Lebensmittel roh verzehrt werden. In neuerer Zeit wird auch wiederholt über Infektionen mit dem kleinen Fuchsbandwurm (Echinococcus multiloculares) berichtet, der über in Bodennähe wachsende Beeren und Früchte, aber auch Salat übertragen werden kann, wenn diese mit Fuchskot kontaminiert worden sind. Zu nennen ist auch die Übertragung von Toxoplasma gondii durch das Fleisch von Schlachtvieh. Infektionen durch Amöben (Entamoeba histolytica) kommen vor allem in wärmeren Ländern vor.

Eine Reihe von Mikroorganismen bilden nicht ungefährliche Gifte. So kann es z.B. zu schweren Gastroenteritiden durch die *Enterotoxine* von Staphylococcus aureus kommen, einem Keim, der sonst als Eitererreger bekannt ist. Die Krankheit geht häufig mit massivem Erbrechen, Fieber und Kreislaufdysregulationen einher, klingt aber meist nach ein bis zwei Tagen wieder ab.

Vergiftungen mit dem *Toxin* von *Clostridium botulinum* wurden bereits erwähnt. Der Erreger wächst unter anaeroben Bedingungen im Boden und findet sich auf Gemüse, besonders aber in Gemüse- und Fleischkonserven oder im Inneren von Fleisch, das nicht ausreichend gepökelt wurde. Das Toxin ist hitzeempfindlich und kann durch längeres Kochen wieder unschädlich gemacht werden. Aus Sicherheitsgründen sollte jedoch bei Verdacht auf Botulismustoxin in einem Lebensmittel dieses auf keinen Fall verzehrt werden. Auch andere Erreger aus der Gruppe der Clostridien können Toxine bilden, die zu Lebensmittelvergiftungen führen, so C. perfringens, sonst als Gasbranderreger bekannt, aber auch Bacillus cereus, bestimmte Streptokokkenarten sowie die schon erwähnten E. coli Stämme.

Besonders gefährlich sind Lebensmittelvergiftungen durch *Mykotoxine,* also Pilzgifte. Schon länger sind Vergiftungen mit schweren Leberschäden durch ein Toxin von Aspergillus flavus, das Aflatoxin, bekannt, das auch Lebertumoren auslösen kann. Inzwischen kennt man über 200 verschiedene Mykotoxine. Gefahren bestehen insbesondere bei „naturbelassenen" Nahrungsmitteln, die in den letzten Jahren wieder verstärkt verzehrt werden. So wurde mehrfach über Vergiftungen durch Mutterkornalkaloide berichtet, die lange nicht mehr beobachtet worden waren. Meist kommt es zur Vergiftung der Lebensmittel, wenn die jeweiligen Pilzarten auf dem Lebensmittel direkt wachsen. Doch kann das Toxin auch von

Tieren, die toxinhaltiges Futter aufgenommen haben, weitergegeben werden. So fand man z.B. Aflatoxin in Kuhmilch. Auch das Ochratoxin A wird über andere Lebensmittel weitergegeben. Neben Leberschäden wird bei mehreren Aflatoxinarten über hepatokarzinogene Wirkungen berichtet, auch ist eine Teratogenität (Keimschädigung) nachgewiesen. Gleiches gilt für das Ochratoxin. Halluzinationen können durch Ergotoxine bedingt sein. Insgesamt führen Mykotoxine zu einer Vielzahl verschiedener Symptome.

Lebensmittelkonservierung

Um dem Verderb von Lebensmitteln vorzubeugen und Lebensmittel über längere Zeiten transportieren und vor allen Dingen lagern zu können, ist eine Konservierung erforderlich. Viele der Konservierungsverfahren zielen in erster Linie auf die Verhütung mikrobiellen Verderbs ab und erst in zweiter Linie auf die Verhinderung von chemisch/autolytischen Veränderungen der Lebensmittelprodukte. Grundsätzlich lassen sich die Verfahren der Konservierung in physikalische und chemische unterteilen. Das älteste Verfahren dürfte das *Trocknen* sein. Sowohl pflanzliche wie tierische Lebensmittel wurden auf diese Weise konserviert. Dörrfleisch und Klippfisch einerseits, aber auch Backpflaumen, getrocknete Apfelscheiben sowie Trockenkartoffeln oder Trockengemüse andererseits sind bekannt. Heute werden auch Kaffee, Milch, Ei u.a. zu Pulver getrocknet. Dabei erfolgt der Wasserentzug nicht durch Wärme, sondern das schonendere Verfahren der *Gefriertrocknung*.

Weit verbreitet sind thermische Verfahren. Beim *Einkochen* werden alle vegetativen Mikroorganismen abgetötet. Es wird damit eine gute Haltbarkeit im geschlossenen Gefäß erreicht. Auch viele Enzyme werden bei diesen Temperaturen zerstört, so daß die autolytische Zersetzung weitgehend unterbunden wird.

Unter *Pasteurisierung* versteht man eine Kurzzeiterhitzung, bei der es nicht zur vollständigen Inaktivierung von Mikro-

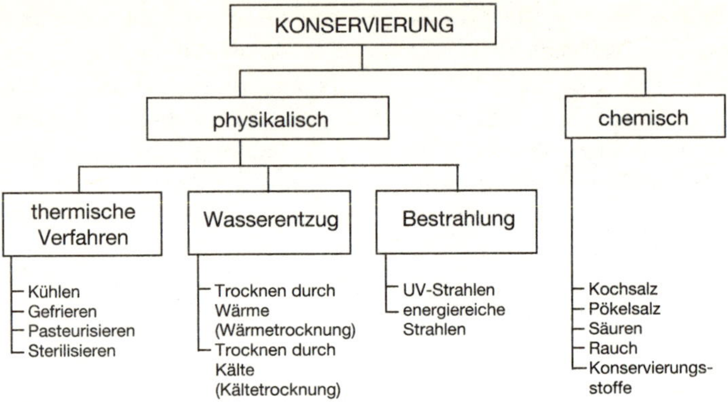

Abb. 5: Physikalische und chemische Konservierungsverfahren

organismen und Enzymen kommt. Milch, Halbkonserven, aber auch Dosenschinken werden so konserviert. Als Ultrapasteurisierung wird ein kurzzeitiges Erhitzen auf Temperaturen bis zu 150° C bezeichnet, bei dem anschließend das pasteurisierte Lebensmittel schnell abgekühlt wird, um die biologische Wertigkeit möglichst zu erhalten.

Im Gegensatz hierzu steht die *Sterilisation*, durch die bei Temperaturen von über 120°C auch Sporen sowie Enzyme inaktiviert werden. Diese Produkte sind als Vollkonserven langfristig haltbar.

Schonender als die Hitze ist die Aufbewahrung in *Kälte*. Bei den Temperaturen im *Kühlschrank* (+4 bis +10°C) wird die Vermehrung vieler Mikroorganismen zwar deutlich reduziert, hört aber nicht vollständig auf. Auch werden die Enzyme in der Regel nicht beeinflußt, weshalb im Kühlschrank gelagerte Lebensmittel nur eine begrenzte Haltbarkeit haben. Bei Temperaturen unter –18°C *(Tiefkühlen)* werden Mikroorganismen in ihrer Vermehrung vollständig gehemmt, sterben aber nicht ab. Die Enzymaktivität wird noch nicht vollständig aufgehoben, so daß z.B. fetthaltige Lebensmittel, auch wegen möglicher Oxidation, nur begrenzt gelagert werden können. Erst durch das *Tiefgefrieren* bei Temperaturen unter –85°C ist die

Enzymaktivität und damit die Autolyse vollständig aufgehoben. Eine Haltbarmachung durch *ionisierende Strahlen* wird in Deutschland abgelehnt, da hierbei Umsetzungsprodukte entstehen können, die möglicherweise gesundheitlich bedenklich sind.

Chemische Verfahren zur Konservierung sind teilweise schon sehr alt. Am einfachsten ist die Veränderung des osmotischen Druckes durch hohe Salz- oder Zuckerkonzentrationen. Das *Salzen* führt zu einer Senkung der Wasseraktivität und wird z. B. zur Konservierung von Fischen verwendet sowie beim *Pökeln* unter Nitritzusatz zur Haltbarmachung von Fleisch. In vielen Gegenden war früher auch die Konservierung pflanzlicher Lebensmittel durch Einsalzen üblich. So wurden z. B. grüne Bohnen als Salzbohnen eingelagert oder Weißkohl durch Einsalzen haltbar gemacht. Hierbei kommt es zu einer durch Bakterien ausgelösten Milchsäuregärung – es entsteht Sauerkraut. Auch die bakterielle Säuerung der Milch führt zu einem stabileren Produkt in Form der Sauermilch. Eine *Säuerung* kann auch künstlich durch Zugabe von Essig erfolgen, wie z. B. beim Einlegen von Gurken. Ähnlich wie Salzen wirkt auch ein hoher *Zuckerzusatz*, der durch Erhöhung des osmotischen Druckes mikrobielles Wachstum verhindert. Dabei werden die Lebensmittel ebenso wie beim Salzen erheblich verändert. Oft erfolgt der Zuckerzusatz zusammen mit dem Einkochen, wie bei der Marmeladenherstellung.

Beim *Räuchern* werden mehrere Prinzipien wirksam. Es findet eine Erhitzung statt, zumindest bei der Heißräucherung, auch gibt es einen gewissen Trocknungseffekt. Antimikrobiell wirksam sind auch zahlreiche Rauchinhaltsstoffe wie Aldehyde, Kresole und Phenole, Essig- und Ameisensäure, die teilweise auch zur Enzyminaktivierung führen. Man unterscheidet Kalträucherung (22° C), Warmräucherung (40–60°C) und Heißräucherung (60–65° C). Bei der Raucherzeugung können allerdings PAKs entstehen, die kanzerogen sind und auf das Lebensmittel übergehen können, weshalb geräucherte Lebensmittel nicht uneingeschränkt empfohlen werden können.

Zur *chemischen Konservierung* sind in der Vergangenheit eine Vielzahl von Stoffen verwendet worden. Das Lebensmittelgesetz hat die Anwendung auf einige wenige Stoffe beschränkt, wie Sorbinsäure, Benzoesäure, Ameisensäure und Parahydroxibenzoesäure (PHB-Ester). Sie säuern die Lebensmittel an, daneben kommt es zur Hemmung verschiedener Enzyme. Sie dürfen heute nur noch angewendet werden, wenn keine anderen Verfahren zur Haltbarmachung zur Verfügung stehen.

3. Lufthygiene

Wenn man von den natürlichen Eigenschaften der Luft spricht, so lassen sich auch hier physikalische Einwirkungen auf den Menschen, Auswirkungen der chemischen Zusammensetzung sowie der belebten Luftinhaltsstoffe voneinander unterscheiden.

Physikalische Eigenschaften der Luft

Die physikalischen Eigenschaften der Luft sind die Grundlage der Meteorologie. Die Biometeorologie beschreibt die Wechselwirkungen zwischen den physikalischen Eigenschaften der Luft und den Organismen. Unter *Wetter* versteht man den Zustand der Atmosphäre zu einem bestimmten Zeitpunkt an einem bestimmten Ort. Das Wetter läßt sich charakterisieren durch die zu einem bestimmten Zeitpunkt bestehende Temperatur, den Luftdruck, die Luftbewegung, den Feuchtegehalt bis hin zur Bewölkung sowie die sich aus diesen Parametern ergebenden Wechselwirkungen. *Klima* ist demgegenüber die Bezeichnung für die langfristig in einem bestimmten Gebiet bestehenden Wetterverhältnisse, d.h. deren Mittelungswert. Das Klima ist über lange Zeiten stabil, es ändert sich meist nur in relativ geringem Maße. Dabei lassen sich auf der Erde verschiedene *Klimazonen* voneinander abgrenzen, die arktischen Klimazonen, die gemäßigten Zonen, die Subtropen und die Tropen. Innerhalb der gemäßigten Klimazonen kann man *kontinentales* und *maritimes Klima* unterscheiden. Während kontinentales Klima größere Temperaturgegensätze im Jahresverlauf, aber auch zwischen Tag und Nacht aufweist, wobei die Luftfeuchtigkeit vergleichsweise niedrig liegt, zeigt das See- oder maritime Klima eher ausgeglichenere Temperaturen bei hoher Luftfeuchtigkeit als das Landklima. Auch die Luftbewegung ist in den küstennahen Bereichen mit Seeklima stärker.

Die Erdatmosphäre läßt sich in verschiedene Luftschichten aufteilen. In mittleren Breiten beträgt das Gewicht der Luftsäule in Meereshöhe 760 mm Quecksilber entsprechend 1 Atmosphäre oder 101,3 kPa. Dabei schwankt dieses Gewicht je nach Wetterlage. Bis zu einer Höhe von 10–12 km in den mittleren Breiten und bis zu 18 km in Äquatornähe erstreckt sich die *Troposphäre,* in der sich weitgehend das Wettergeschehen abspielt. Darüber befindet sich bis zu einer Höhe von ca. 50 km die *Stratosphäre,* an die sich die *Mesosphäre* bis 100 km, die *Ionosphäre* bis 500 km und die *Exosphäre* bis 1000 km Höhe anschließen. Die Luft in der Troposphäre ist in ständiger Bewegung. Sie steigt durch Erwärmung in Erdnähe auf, wobei es pro 100 m Höhenunterschied zu einer Abkühlung von ca. 1° C kommt. Über den Tropen kann der Aufstieg aufgrund der starken Erwärmung so groß sein, daß die obere Grenze der Troposphäre erreicht wird. Da kühlere Luft weniger Feuchtigkeit aufnehmen kann, kommt es zu Wolkenbildung und bei Übersättigung zu Niederschlägen. Da die Erwärmung des Erdbodens u.a. durch Wolkenbildung ungleichmäßig erfolgt, ergibt sich ein unterschiedlich starker Auftrieb der Luft, so daß Druckgefälle zwischen Tiefdruck- und Hochdruckgebieten entstehen. Unter Tiefdruckgebieten versteht man Bereiche mit einem Luftdruck von unter 10^2 kPa (= 1013 mbar = 760 mm Hg-Säule), unter Hochdruckgebieten solche mit über 10^2 kPa.

Wenn erwärmte Luft aufsteigt, muß zwangsläufig kühlere Luft in die bodennahen Schichten nachströmen, so daß ständig ein Luftaustausch zwischen den höheren und tieferen Schichten der Troposphäre stattfindet. Bei bestimmten Wetterbedingungen kann es zur Umkehrung des Temperaturgradienten kommen, wenn auch meist nur in begrenzten Gebieten. Durch eine Warmluftschicht, die sich auf eine am Boden liegende Kaltluftschicht aufschiebt, wird dabei ein Aufsteigen der Bodenluft verhindert. Man spricht von einer *Inversionswetterlage.* Der fehlende Luftaustausch führt zu einem Anstieg der Konzentration von Luftverunreinigungsstoffen. Luftdruckgegensätze bewirken horizontale Luftbewegungen mit u.U. hohen Luftgeschwindigkeiten zwischen Hoch- und Tiefdruckgebieten. Starke lokale Erwärmungen können zur Bildung von spiralförmig aufsteigenden Luftwirbeln führen, den *Zyklonen,* die Ursache sind für Hurrikans und Taifune.

Der Mensch ist in der Regel an die *Luftdruckverhältnisse* der Region, in der er wohnt, adaptiert. Je nach Luftdruck muß eine bestimmte Zahl an roten Blutkörperchen für die Aufnahme des lebensnotwendigen Sauerstoffs zur Verfügung stehen. Da der Sauerstoffpartialdruck in großen Höhen niedriger ist als in Seehöhe, braucht der Mensch dort mehr rote Blutkörperchen, um genügend Sauerstoff aufnehmen zu können. Menschen, die sich länger in großen Höhen aufhalten, haben daher einen höheren Gehalt an Erythrozyten in ihrem Blut. Wechselt der Mensch schnell von einer niedrigen auf eine große Höhe, so kann es zu Schwierigkeiten bei der Sauerstoffversorgung kommen. Bis zu einer Höhe von 2000–2500 m vollzieht sich die Anpassung meist problemlos. In größeren Höhen kann es jedoch zur *Höhen- oder Bergkrankheit* kommen, die sich in leichten Fällen mit Schlaflosigkeit, Reizbarkeit und Kopfschmerzen äußert. In schweren Fällen kommt es zu Atemnot, Übelkeit und Erbrechen oder sogar Ödembildung, wobei in großen Höhen das Lungenödem gefährlich sein kann. Für den nicht angepaßten Organismus werden Höhen über 4000 m problematisch. Über 6000 m Höhe treten lebensbedrohliche Zustände auf und über 7000 m ist im allgemeinen ein Überleben nur kurzfristig möglich. Untrainierte und alte Menschen werden u. U. bereits bei Höhen um 2000 m kurzatmig. Allerdings kommt es sehr bald zur Anpassung, so daß der geringere Sauerstoffpartialdruck, solange keine größeren Anstrengungen einen höheren Sauerstoffbedarf bedingen, vertragen wird.

Erhöhungen des Luftdrucks werden abgesehen vom Druckausgleich im Ohr meist gut vertragen. Problematischer jedoch ist die Dekompression, wenn der erhöhte Druck wieder auf den normalen atmosphärischen Druck abgesenkt wird. Die durch den erhöhten Druck im Blut gelösten Atemgase können plötzlich frei werden und in den Blutgefäßen Blasen bilden, die zu Gelenkbeschwerden, Störungen der Atmung und Hirn- und Kreislaufschäden führen.

Erheblichen Einfluß auf die Gesundheit des Menschens haben auch *Lufttemperatur* und *Luftfeuchte*, wobei die Verträglichkeit der Temperaturen von der Luftfeuchte abhängt. Da der Mensch von Natur aus nicht mehr über ein geeignetes Wärmeregulationsvermögen verfügt – er hat kein Fell –, muß er sich durch künstliche Bedeckung seiner Körperoberfläche und Heizung seiner Wohnbereiche vor niedrigen Temperaturen und damit vor einer Unterkühlung schützen. Durch Training ist nur eine begrenzte Adaptation möglich. In weiten Teilen der Erde müssen daher auch die Wohnbereiche künstlich erwärmt werden. Wesentlich schwieriger zu kompensieren sind Überwärmungen. Der Organismus versucht bei größerer Hitze, den Körper durch Schwitzen abzukühlen. Der auf der Körperoberfläche verdunstende Schweiß entzieht dem Körper Wärme. Kurzfristig können so sehr hohe Temperaturen kompensiert werden. In der Sauna werden Temperaturen bis zu 120°C kurzfristig von trainierten, Temperaturen von 80–90°C auch von untrainierten Menschen vertragen. Voraussetzung ist aber eine niedrige Luftfeuchte. Steigt sie an, so kann die Verdunstung des Schweißes auf der Haut nicht mehr ausreichend stattfinden und es kommt zur Überwärmung. Folgen können Hitzekoller oder Hitzschlag durch Versagen der peripheren Kreislaufregulation und Hyperthermie sein. Da Schweiß viel Salz enthält, muß bei starkem Schwitzen Kochsalz zugeführt werden. Es kann sonst zu Krämpfen durch Kochsalzmangel kommen. Unterkühlungen können Erkältungen, aber auch bei Zugerscheinungen, d.h. Teilabkühlungen des Körpers, Gelenk- und Muskelbeschwerden auslösen. Bei sehr starker Unterkühlung kommt es zu Erfrierungen peripherer Gliedmaßen und im Endeffekt zum Versagen des Herz-Kreislauf-Systems.

Beim Wassergehalt der Luft unterscheidet man die *absolute Luftfeuchte*, d.h. den Gehalt an Wasserdampf in g/m³ Luft, die *maximale Luftfeuchte* oder Wasserdampfsättigung, d.h. die Menge an Wasserdampf, die bei einer bestimmten Temperatur von der Luft aufgenommen werden kann und die *relative Luftfeuchte*, d.h. das Verhältnis zwischen absoluter und maximaler Luftfeuchte bei einer bestimmten Temperatur. Als behaglich gelten Luftfeuchten von 30–60 %. Höhere Luftfeuchten werden in Abhängigkeit von der Temperatur als Schwüle empfunden. Je höher die Temperatur ist, um so niedriger sollte die Luftfeuchte sein, nicht zuletzt, um die Wärmeabgabe des Körpers durch Schwitzen nicht zu behindern. Zu niedrige Luftfeuchte kann zwar zu trockenen Schleimhäuten führen, doch wird reine trockene Luft meist besser vertragen als feuchte. Auch Kälte wird bei feuchter Luft stärker empfunden als bei trockener. Dies gilt ganz besonders bei Wind.

Neben Feuchte und Temperatur spielt die *Sonnenstrahlung* eine wesentliche Rolle für das Wohlbefinden des Menschen. Lichtstärke und -farbe beeinflussen die Leistungsbereitschaft und die psychische Stimmung. Auch wird das endokrine System – Hypothalamus, Hypophyse, Keimdrüsen, Schilddrüse und Nebennieren – durch sichtbares Licht beeinflußt. Der Tag/Nacht-Rhythmus bestimmt auch die innere Ruhe des Menschen. Während im Winter mit relativ geringer Sonneneinstrahlung die Aktivitäten häufig geringer werden, kommt es im Frühjahr aufgrund der erhöhten Sonneneinstrahlung zu einem deutlichen Aktivitätsschub. Während das sichtbare Licht keine negativen Auswirkungen auf den Menschen hat, der sich auch in den unterschiedlichen geographischen Breiten, den unterschiedlichen Tag/Nacht-Rhythmen anpassen kann, stellt die Infrarot- oder Wärmestrahlung den Menschen vor wesentlich größere Probleme, da sowohl zu geringe als auch zu starke Einstrahlungen nur schwer kompensierbar sind.

Auch die UV-Strahlung bereitet Probleme. Das UV-C wird im wesentlichen in den oberen Luftschichten abgefangen. Allerdings besteht die Gefahr, daß durch Abbau des Ozons in der Stratosphäre höhere Anteile bis auf die Erde gelangen können. Um Hautschädigungen vorzubeugen, sollte übermäßige Besonnung vermieden werden. Dies kann durch sinnvolle Bekleidung, aber auch Schutzbrillen und Sonnenschirme geschehen. Darüber hinaus sind je nach Hauttyp Sonnenschutzmittel anzuwenden. Der Lichtschutzfaktor sollte bei empfindlicher, noch ungebräunter Haut mindestens 15 betragen. Allerdings kann es auch durch Inhaltsstoffe von Sonnenschutzmitteln – verantwortlich gemacht werden hier die Emulgatoren – zu Reaktionen im Sinne einer Akne kommen. Sie werden insbesondere bei Nordeuropäern beobachtet, die ihren Urlaub in sonnenreichen Gegenden verbringen. Eine künstliche UV-Bestrahlung z. B. in Solarien bietet im allgemeinen keine gesundheitlichen Vorteile. Unter ärztlicher Aufsicht ist sie allerdings bei der Schuppenflechte sinnvoll, da sie zur Besserung des Krankheitsbildes beitragen kann.

Eine große Anzahl von Menschen erfährt durch Wetteränderungen Einbußen des Wohlbefindens, die auch als *Wetterfühligkeit* bezeichnet werden. Nachweisbar sind Auswirkungen beim *Föhn*, also bei trockenen Fallwinden auf der windabgewandten Seite der Gebirge, die meist in kurzer Zeit zu deutlicher Temperaturerhöhung führen. In Gegenden mit häufigen Föhnwetterlagen sind neben Befindlichkeitsstörungen auch Kreislaufbeschwerden und Verschlimmerungen vorhandener Krankheiten nachgewiesen worden. Möglicherweise spielen hierbei auch die elektromagnetischen Impulse im Langwellenbereich, die „Spherics" oder „Atmospherics" eine Rolle. Zumindestens deuten darauf Versuche in umschlossenen Bereichen hin. Auch beim Frontendurchzug kommt es häufig zu Reaktionen bei gesunden, besonders aber bei kranken Menschen. Welche Ursachen im einzelnen hierfür verantwortlich zu machen sind, ist bis heute nicht eindeutig geklärt.

Neben der Wetterfühligkeit gibt es Reizwirkungen durch bestimmte Klimaformen. Unter *Reizklima* wird ein Klima verstanden, bei dem Abkühlungs- und Strahlenreize, möglicherweise auch eine Beeinflussung des Sauerstoffhaushaltes, vor allem an der See und im Gebirge eine wesentliche Rolle spielen. Diese Faktoren werden in der Bäderheilkunde zur vegetativen und endokrinen Anregung genutzt.

Chemische Luftinhaltsstoffe und ihre Auswirkungen

Die Luft besteht in Erdbodenhöhe zu 78 Vol.% aus Stickstoff (N_2), 21 Vol.% Sauerstoff (O_2) und 1 Vol.% Spurengasen. Das Kohlendioxid (CO_2) ist regional unterschiedlich mit 0,03–0,04 Vol.% in der Luft vorhanden. Daneben findet sich Wasserdampf, der übrigens zu zwei Dritteln für die Rückhaltung der auf die Erde eingestrahlten Sonnenwärme verantwortlich ist, während das Kohlendioxid nur für 22 % verantwortlich gemacht werden kann. Weiterhin enthält die Luft Edelgase wie Helium und Argon, aber auch Schwefel- und Stickstoffverbindungen. 80 % des in der Luft weltweit vorhandenen Schwefeldioxids (SO_2) stammen nach einer, allerdings schon einige Jahre zurückliegenden Schätzung des Braunschweiger Botanikers Fellenberg aus vulkanischen Exhalationen (wörtlich: Ausatmungen, hier: Gasauswürfe) sowie der Verwesung von Pflanzen und Tieren. Auch bei Stickstoffverbindungen kommt der überwiegende Teil aus natürlichen Quellen. So stammen 99 % des Ammoniaks aus Ausscheidungen und Abbauprodukten von Tieren. Insgesamt sind es bei den Stickstoffverbindungen 94 %. Ähnlich sieht es auch bei den Kohlenwasserstoffen aus, die zu 96 % aus natürlicher Produktion kommen. Hierbei ist vor allen Dingen das Methan zu nennen, das sich im Magen-Darm-Trakt von Pflanzenfressern bildet und als Darmgas ausgeschieden wird, sowie die Entstehung als Faulgas oder Sumpfgas bei anaeroben Stoffumsetzungen, z. B. auf dem Boden von Teichen oder Tümpeln. Die regionale Verteilung der Stoffe ist unterschiedlich, auch gibt es bei den Stickstoffverbindungen Unterschiede zwischen natürlich produzierten Verbindungen und den durch anthropogene Aktivitäten freigesetzten Stoffen. In Deutschland beträgt der Anteil der anthropogen bedingten Luftverunreinigungsstoffe zwischen 50 und 65 %, wobei die einzelnen Emittenten unterschiedlich an der Freisetzung der verschiedenen Stoffe beteiligt sind. Beim Schwefeldioxid, das bisher zu über 60 % aus anthropogenen Quellen stammte, sind Kraft- und Heizwerke in der Vergangenheit die Hauptquellen gewesen, während Haushalt und Verkehr nur zu jeweils weniger als 5 % beteiligt waren. Durch die neuen Vorschriften zur Rauchgasreinigung ist die gesamte Freisetzung an SO_2 in den letzten Jahren drastisch abgesunken.

Kohlenmonoxid stammt zu 50 bis 60 % aus anthropogenen Quellen. Zu mehr als der Hälfte ist der Verkehr an der Freisetzung beteiligt. Bei den Stickoxiden, die in ungefähr gleichem Prozentsatz aus menschlichen Aktivitäten stammen, sind die Kraftfahrzeuge für die Hälfte verantwortlich, aber auch Kraft- und Heizwerke tragen in nicht unerheblichem Maße dazu bei. Allerdings führt die Rauchgasreinigung heute zu einer wesentlich verminderten Freisetzung, so daß ihr Anteil deutlich absinkt. Die Entstehung der Stickstoffoxide (NO_X) hängt sehr stark von der Verbrennungstemperatur ab. Bei hohen Temperaturen wird Luftstickstoff aufoxidiert. Aus diesem Grunde bemüht man sich, durch eine bessere Steuerung der Heizungsvorgänge die Entstehung von Stickoxiden zu vermindern. Die Verbesserung der Kfz-Motoren vor etlichen Jahren führte zwar zu einer besseren Kraftstoffausnutzung, doch wurde dadurch die Stickoxidbildung erhöht. Mit der Zunahme des Anteils von Fahrzeugen, die mit geregelten Katalysatoren ausgerüstet sind, kann trotz wachsenden Kraftfahrzeugbestandes damit gerechnet werden, daß die verkehrsbedingte Freisetzung von NO_X geringer werden wird, so wie beim Schwefeldioxid die Gesamtfreisetzung auf weniger als ein Viertel gegenüber den siebziger Jahren gesunken ist.

Bei unvollständigen Verbrennungsvorgängen kann es neben der Freisetzung von Kohlenmonoxid zur Bildung von polyzyklischen aromatischen Kohlenwasserstoffen kommen. Hinzu kommt die Freisetzung z.B. von Benzol aus Kraftstoffen. Die unvollständige Verbrennung wird durch Sauerstoffdefizit,

Tab. 6: Bestandteile von Schwebstoffen aus Stadtgebieten (nach Schlipköter 1991)

Anorganische Bestandteile	Organische Bestandteile
Siliziumverbindungen z. B. Kalziumaluminiumsilikate Quarz Asbest	aliphatische Kohlenwasserstoffe polyzyklische aromatische Kohlenwasserstoffe, z. B. Benzo(a)pyren
Schwefel- und Stickstoffverbindungen z. B. Ammoniumsulfate Schwefelsäure Ammoniumsulfit Nitrate	polyzyklische Azaverbindungen, z. B. Dibenz(a.h)acridin aliphatische Karbonsäure aromatische Karbonsäure
Metalle z. B. Eisen, Mangan, Blei, Zink, Kadmium, Chrom, Nickel, Vanadium, Thallium	Phenole zyklische Ketone und Chinone chlorierte Kohlenwasserstoffe, z. B. DDT, Lindan
weitere Arsen, Selen, Fluoride	weitere Ruß, Kohlepartikeln, Gummiabrieb

niedrige Temperaturen und geringe Verweildauer des Brennstoffs begünstigt, was besonders bei kleinen Anlagen von Bedeutung ist.

Verbrennungsanlagen führen darüber hinaus zu einem nicht unerheblichen Staubanfall durch feste Rückstände von Brennstoffen. Die Freisetzung mit dem Abgas kann allerdings durch Elektrofilter stark vermindert werden. Zu den aus Verbrennungsanlagen freigesetzten Staubemissionen kommt der Abrieb der Straßenbeläge und der Autoreifen hinzu. Weiterhin findet man zahlreiche Bodenpartikeln im Staub. Man unterscheidet *Grobstaub* mit einem Partikeldurchmesser von >10µm und *Feinstaub* mit einem Durchmesser von <10µm. Der Feinstaub wird auch als *Schwebstaub* bezeichnet, weil er lange in der Luft verweilen kann, während der Grobstaub relativ schnell sedimentiert, wobei die Geschwindigkeit abhängig ist von der Luftgeschwindigkeit, d.h. bei starkem Wind kann Staub sehr weit getragen werden. Zusätzlich zu den genannten Luftverunreinigungsstoffen werden Geruchsstoffe emittiert, die häufig nur schwer chemisch zu definieren sind. Insgesamt findet man häufig mehr als 1000 verschiedene Fremdstoffe in der Luft von Großstädten.

Unter intensiver Sonneneinstrahlung können infolge photochemischer Umsetzungen aus Stickoxiden und Kohlenwasserstoffen *Ozon* und andere Oxidantien wie *Peroxiacetylnitrat* (PAN), *Peroxibenzoylnitrat* (PBN), Aldehyde, organische Säuren und andere Verbindungen entstehen. Ursächlich ist die unter dem Einfluß insbesondere der UV-Strahlen stattfindende Spaltung des NO_2 in NO und atomaren Sauerstoff, der sich dann mit dem Sauerstoffmolekül der Luft (O_2) zu O_3, dem Ozon, verbinden kann. Da das dritte Sauerstoffatom nur locker im Molekül gebunden ist, kann es relativ leicht freigesetzt werden und mit anderen Substanzen reagieren. In Innenstädten mit höherer Luftverschmutzung wird Ozon daher schnell wieder inaktiviert. In Reinluftgebieten hingegen ist der Gehalt der Luft an Ozon bei Schönwetterlagen häufig wesentlich höher als in den Ballungsgebieten. Die *Photo-Oxidantien* können zu subjektiven Befindlichkeitsstörungen, aber auch zu einer Reduzierung der körperlichen Leistungsfähigkeit, zu Schleimhautreizungen, Unwohlsein, vor allen Dingen jedoch zur Beeinträchtigung der Lungenfunktion führen. Auch ist der stechende Geruch des Ozons unangenehm. An Schönwettertagen mit starker Sonneneinstrahlung sind in Deutschland schon Ozonkonzentrationen von 200–400 $\mu g/m^3$ Luft gemessen worden. Sie gelten nicht mehr als unproblematisch, da sie bereits zu einem erhöhten Atemwegswiderstand bei Bronchitikern führen. Auch bei Gesunden erhöht sich nach längerer Exposition der Atemwegswiderstand. Augenreizungen treten erst bei deutlich höheren Werten auf. Es ist umstritten, inwieweit wiederholt auftretende Höchstwerte von 200–300 $\mu g/m^3$ Luft einen dauerhaft schädigenden Effekt haben. Man geht davon aus, daß es sich nur um vorübergehende Reaktionen handelt, die auch nach längerer Exposition wieder verschwinden. Trotzdem sollten bei erhöhten Ozonkonzentrationen körperliche Anstrengungen generell vermieden werden. Da bereits bei tiefer stehender Sonne die Bildung photochemischer Oxidantien schnell rückläufig ist, sinkt über Nacht das Ozon auf unproblematische Werte ab. Werden Photo-Oxidantien gebildet, spricht man von *photochemischem Smog, Sommersmog* oder auch *Los Angeles-Smog*, da diese Reaktionen dort zuerst beobachtet und beschrieben wurden.

Im Gegensatz zum Sommersmog handelt es sich beim *Wintersmog* um einen Smog vom *Reduktionstyp*, auch *London-Smog* genannt, da eine der schwersten Wintersmogkatastrophen sich in London ereignete. Von dort stammt auch das Wort Smog, gebildet aus den englischen Wörtern für Rauch = „smoke" und Nebel = „fog". Wintersmog tritt insbesondere bei Inversionswetterlagen mit Windstille auf, durch den der vertikale und der horizontale Luftaustausch behindert ist. Besonders gefährlich werden derartige Wettersituationen in Talkessellagen, bei denen der horizontale Luftaustausch ohnehin stark eingeschränkt ist. Dabei wird der Talkessel durch die Warmluftschicht praktisch wie mit einem Topfdeckel verschlossen. Hauptbestandteile des Wintersmogs sind SO_2, NO_x und CO sowie eine Vielzahl weiterer Schadstoffe je nach den örtlichen Freisetzungen. Daneben findet sich ein erheblicher Anteil an Feinstaub- bzw. Rußpartikeln in der Luft, die als Kondensationskerne für Feuchtigkeit dienen und Nebelbildung verursachen. Gesundheitliche Folgen des Wintersmogs sind vorübergehende Beeinträchtigungen der Lungenfunktion, aber auch ein Anstieg akuter Erkrankungen der Atemwege, wobei besonders Bronchitiker und Asthmapatienten gefährdet sind. Sekundär können Herz-Kreislauf-Erkrankungen vermehrt auftreten. Bei der Smogkatastrophe von 1952 in London gab es eine Übersterblichkeit von 4000 Personen innerhalb von 1 Woche, auch 1930 im Maastal in Belgien sowie 1948 in Donora, USA, wurden erhebliche Übersterblichkeiten beobachtet. Unter Übersterblichkeit versteht man eine über die normale statistische Erwartung hinausgehende Zahl von Todesfällen in einem bestimmten Zeitraum. Mit Sicherheit sind in den letzten Jahren auch in anderen Ballungsgebieten derartige Übersterblichkeiten aufgetreten, doch wurden sie in der Regel wissenschaftlich nicht untersucht.

Unter den gasförmigen Luftverunreinigungsstoffen kann man, je nach Wirkungsart, *Reizgase*, wie SO_2, NO_2, aber auch Oxidantien, Aldehyde, Chlor und Ammoniak, *Stickgase*, wie CO und NO und *narkotisch wirkende Gase*, wie Benzol, Toluol, Vinylchlorid oder Tetrachlorethen, unterscheiden.

Schwefeldioxid (SO_2) findet sich in den meisten Städten Europas im Jahresmittel in Konzentrationen unter 200 µg/m³. Bei ungünstigen Wetterlagen kann es jedoch zu einem Anstieg auf mehr als das Zehnfache kommen. Darüber hinaus gibt es eine Oxidation zu SO_3, das sich dann in Wasser zu Schwefelsäure löst, die Augen und Atemwege bei Mensch und Tier reizen kann. Dafür sind allerdings höhere Konzentrationen erforderlich (bis zu >5 mg/m³ SO_2). Nur bei Patienten mit vorgeschädigtem Bronchialsystem können bereits Werte ab 2 mg, wie sie im Winter in Ballungsgebieten durchaus vorkommen, zu starken Bronchialspasmen führen. Asthmatiker sind daher in diesen Gegenden besonders gefährdet. Es gibt auch eine deutliche Abhängigkeit der Erkrankungshäufigkeit der tieferen Atemwege vom Grad der Luftverschmutzung, wobei SO_2 und Staub als entscheidende Faktoren angesehen werden.

Stickstoffdioxid (NO_2) stammt aus der Oxidation des Luftstickstoffs bei Verbrennungen, wird aber auch von Bodenbakterien und bei Gewittern durch Blitzentladung gebildet sowie aus Vulkanen freigesetzt. Bei längerer Einatmung erhöhter NO_2-Mengen kommt es zur Schädigung der Epithelzellen in den Lungenbläschen und letzten Endes zur Bildung von Emphysemen. Das Ziliarepithel gilt als besonders empfindlich, eine Schädigung führt zu einer schlechteren Entfernung eingeatmeter Partikeln aus der Lunge. Auch werden biochemische Veränderungen im Lungengewebe beobachtet. Die Beschwerden beginnen im allgemeinen bei Konzentrationen von ungefähr 0,8 mg/m³ Luft. Bei 3 mg/m³ kommt es bei Patienten mit chronischer Bronchitis zur Erhöhung des Atemwegswiderstandes.

Das Gesundheitsrisiko durch die *Kohlenwasserstoffe* in der Luft ist heute insgesamt noch nicht eindeutig abzuschätzen.

Dabei spielt die unterschiedliche Toxizität der verschiedenen Kohlenwasserstoffe eine nicht unerhebliche Rolle, so daß Angaben des Gesamtgehaltes nichts über eine mögliche Gesundheitsgefährdung aussagen, nicht zuletzt auch deshalb, weil es durchaus gegenteilige Auswirkungen auf den Organismus geben kann.

Ein als Luftschadstoff wichtiger Kohlenwasserstoff ist *Benzol*, das aus natürlichen Quellen stammen kann, aber in den Ballungsgebieten vor allen Dingen aus dem Kraftverkehr sowie chemischen Umsetzungsprozessen in Feuerungsanlagen kommt und auch in Lösemitteln enthalten ist. Kraftfahrzeuge mit Benzinmotoren emittieren heute allerdings deutlich weniger Benzol als früher, da Benzol im Katalysator umgesetzt wird. Auch bei Dieselmotoren findet sich nur eine relativ geringe Benzolemission. Doch werden beim Tanken von Ottokraftstoffen erhebliche Mengen freigesetzt, da diese bis zu 5 % Benzol als Antiklopfmittel enthalten dürfen. Meist enthalten sie allerdings deutlich weniger. Die in der Außenluft gemessenen Werte schwanken um 10 µg/m³, in Großstädten und in der Nähe petrochemischer Anlagen liegen sie häufig höher. Benzol besitzt eine deutliche kanzerogene Potenz, es ist myelotoxisch, kann Leukämien hervorrufen und Chromosomen schädigen. Es wird vermutet, daß das Benzolepoxid, das im Körper als Umsetzungsprodukt entsteht, für die Toxizität entscheidend ist. Die bei Menschen beobachteten Schwankungen der individuellen Empfindlichkeit könnten in einer unterschiedlichen Epoxidhydratasebildung begründet sein. Durch diese Hydratase wird das Epoxid wieder abgebaut. Neben anderen Effekten gilt der Zusammenhang zwischen der akuten Leukämie und einer Benzolexposition als statistisch gesichert. Allerdings wurden nach Schlipköter Leukämien erst bei Benzolkonzentrationen von über 3,25 mg/m³ beobachtet. Die WHO gibt das Leukämierisiko bezogen auf die gesamte Lebenslänge pro 1 µg/m³ mit 3,55 pro 10^6 Personen an.

Die Belastung der Luft mit Schadstoffen in Innenräumen umfaßt einerseits die gleichen Substanzen wie in der Außenluft. Andererseits werden auch aus Baustoffen und Einrichtungsgegenständen Substanzen freigesetzt, die die Gesundheit belasten können. Ihre Auswirkungen auf die Gesundheit hängen naturgemäß sehr eng von der Lüftung und der Verweildauer in belasteten Räumen ab.

Biogene Luftbestandteile und ihre Auswirkungen

Die Luft enthält neben den anorganischen und organischen chemischen Substanzen auch biogene Bestandteile. Es handelt sich einmal um von Pflanzen abgegebene größere oder kleinere Partikeln, so aus Pflanzenresten wie Laub entstandenen Staub, vor allen Dingen jedoch um pflanzliche Samen und Pollen, die über große Entfernungen mit der Luft transportiert werden können. Daneben finden sich in der Außenluft Mikroorganismen aus zahlreichen Quellen. Da die gesamte Natur mit Mikroorganismen belebt ist, können naturgemäß mit jeder Aufwirbelung auch Mikroorganismen in die Luft gelangen. Man findet sie in der Luft entweder als isolierte Einzelpartikeln oder aber häufiger an festen Teilchen, wie Bodenpartikeln, Pflanzenteilen oder Hautschuppen haftend. Daneben können sie in Form von Tröpfchen von Mensch und Tier, oder durch Windbewegung aus keimhaltigen Flüssigkeiten, wie z. B. Wasser, freigesetzt werden. Als freie Einzelkeime findet man häufig Pilzsporen in der Luft. Pilze wachsen bei hoher Feuchtigkeit auf fast allen organischen Substraten. Aus ihrem Luftmycel können die Sporen schon bei geringen Luftbewegungen abgegeben werden. Da sie relativ resistent gegen UV-Licht sind, bleiben sie länger lebensfähig als andere Keime, die unter der Einwirkung des UV-Lichtes, aber auch durch Austrocknung, leichter absterben. Bakterien und Hefen sind meist an Partikeln gebunden, wie Bodenteilchen oder Hautschuppen, Pflanzenteile, Haare, Federn und Kotpartikeln. Sind die Partikeln größer, sedimentieren sie schnell. Tröpfchen verdunsten in der Regel nach kurzer Zeit, so daß die Restpartikeln, die nicht sedimentieren, zu Schwebstoffen werden.

In der Außenluft finden sich vor allem pigmentierte Kokken, coryneforme Bakterien, Bazillusarten, Schimmelpilze,

Nocardia und Streptomycesarten. Sie stammen überwiegend von Boden und Pflanzen. Ihre Konzentrationen liegen je nach örtlichen Bedingungen zwischen 10^1–10^4 koloniebildenden Einheiten (KbE) pro m^3. Sie können aber in der Nähe stark keimhaltigen Materials bei Wind auch noch höher ansteigen. Die Überlebenszeit von Mikroorganismen in Staub beträgt weitgehend unabhängig von der Luftfeuchte mehrere Monate bis Jahre. Eine Freisetzung von Keimen ist auch aus Kühltürmen, aus Kläranlagen und durch Abwasserverregnung möglich. In der Regel wird jedoch der Keimtransport nur selten über 1000 m hinausgehen. Bei Kläranlagen liegt eine messbare Keimzahlerhöhung allenfalls im Umkreis von 100 m vor.

Eine grundlegend andere Situation ist innerhalb von Gebäuden gegeben, wo die fehlende Verdünnung durch Zufuhr von frischer Luft, die fehlende oder nur geringe UV-Einstrahlung sowie die Vielzahl von Emissionsquellen zu deutlich höheren Konzentrationen von Mikroorganismen führen können. Im allgemeinen liegen die Konzentrationen in Wohnräumen zwischen 10^2 und 10^3 KbE/m^3. Diese Werte können jedoch ansteigen, wenn sich mehr Personen in einem Raum aufhalten und heftig bewegen, denn im Mittel werden von Menschen pro Minute um die 1000 Mikroorganismen freigesetzt, vor allem von der Haut, wie Staphylococcus epidermidis und coryneforme Bakterien, die meist an Hautschuppen gebunden sind. Darüber hinaus macht sich in den Innenräumen auch die Freisetzung von Keimen aus den Atemwegen bemerkbar, so daß man auch andere als die normalen Luftkeime finden kann.

Eine weitere Quelle für Keime in Räumen können Aerosolbildungen durch Waschbecken u. ä. sein, da zumindest die Wasserhähne, in denen Wasser stagniert, meist ebenso wie die Wasserabläufe erheblich bewachsen sind. Durch direktes Hineinspritzen in einen Ablauf kann es zu einem aufsteigenden Aerosol kommen, auch können die von den Wandungen des Hahnes mitgerissenen Keime in die Luft abgegeben werden. Besonders hoch sind Keimzahlen, wenn, etwa für Inhalationszwecke, verkeimte Kaltvernebler verwendet werden.

Auch Luftbefeuchtungsgeräte sind oft verkeimt und führen zu erhöhter Belastung, unter Umständen auch mit pathogenen Mikroorganismen. Das gleiche gilt für hygienisch nicht einwandfreie raumlufttechnische Anlagen. Sie waren im Ausland auch Ursache für Infektionen durch Legionellen. Diese Mikroorganismen vermehren sich besonders leicht in warmem Wasser und können z.B. über Klimaanlagen ohne Filter in Räume gelangen. Sie können aber auch beim Duschen freigesetzt werden und bei resistenzgeschwächten bzw. alten Menschen sogar gefährliche Lungenentzündungen auslösen.

Auch andere Mikroorganismen werden durch die Luft übertragen. Die Tröpfcheninfektion ist für eine Reihe von Krankheiten der typische Übertragungsweg. Hierzu gehören neben den inzwischen ausgerotteten Pocken Krankheiten wie Diphtherie, Keuchhusten, Masern, Scharlach, Streptokokken-Anginen, Virusgrippe (Influenza) und Windpocken, aber auch Tuberkulose sowie Pilzerkrankungen. Manchmal führen Mikroorganismen oder Teile von ihnen zu allergischen Erkrankungen der Atemwege. Weiter zu nennen sind die Farmerlunge durch Schimmelpilze aus feuchtem Heu, die Käsewäscherlunge durch Keime von Hartkäseoberflächen und die Pilzarbeiterlunge durch aus Kompost stammende Erreger. Hierbei handelt es sich meist um Berufskrankheiten.

4. Hygiene des Bodens und der Abfallstoffe

Bodenhygiene

Unter *Boden* versteht man eine die Erdoberfläche bedeckende Schicht aus organischem und anorganischem Material. Sie ist Lebensraum für Menschen, Tiere und Pflanzen, deren Wachstum wiederum die Basis der Ernährung von Tier und Mensch ist, gleichgültig ob sie gezielt angepflanzt oder wild gewachsen sind. Die Zusammensetzung des Bodens ist abhängig von den geologischen Gegebenheiten und ihren Veränderungen durch Klima und biogene Aktivitäten. Das Verhältnis von anorganischen und organischen Stoffen in den oberen Bodenschichten schwankt in erheblichem Ausmaß. Neben rein anorganischen Böden, wie Sand, gibt es eine Vielzahl unterschiedlich zusammengesetzter Gemische aus organischen und anorganischen Bestandteilen. Je höher der Anteil organischer Bestandteile ist, desto größer ist auch die Zahl der Mikroorganismen in den oberen Bodenschichten. Sie kann in Größenordnungen von $10^6/cm^3$ und mehr liegen. Mit der Tiefe und den Veränderungen in der Zusammensetzung des Bodens nimmt die Zahl der Mikroorganismen ab. Während es sich in den obersten Schichten überwiegend um aerobe Mikroorganismen handelt, leben in tieferen Bodenschichten ausschließlich anaerobe. Neben Bakterien finden sich in den oberen Bodenschichten Protozoen, Pilze, aber auch Pflanzen und Tiere. Die Stoffwechselaktivität der Mikroorganismen im Boden ist für die Aufrechterhaltung der Lebenskreisläufe auf der Erde unerläßlich. Durch sie werden organische Substanzen zu Kohlendioxid, Wasser und anderen mineralischen Endprodukten abgebaut. Die Bildung von Huminstoffen führt zu einer Humusschicht als Voraussetzung für das Pflanzenwachstum. Daneben finden im Boden Oxidations- und Reduktionsvorgänge statt, wie die Nitrifikation und in den tieferen anaeroben Bodenschichten die Denitrifikation. Auch können an den Pflanzenwurzeln Bakterien haften, die Luftstickstoff in organische Verbindungen überführen und damit den Boden düngen.

Die Mehrzahl aller, auch kompliziert aufgebauter Verbindungen kann durch Bodenbakterien abgebaut werden. Nur in keimfreien Bodenschichten ist ein Abbau nicht möglich. Der Boden hat darüber hinaus eine Filterwirkung, d.h., er hält Stoffe mechanisch oder durch Adsorption und Absorption zurück, so daß sie einem mikrobiellen Abbau zugänglich werden. Die oberen Bodenschichten schützen damit in sehr weitgehendem Maße die unteren Schichten vor Verunreinigung. Die Durchlässigkeit des Bodens ist abhängig von seiner Zusammensetzung. Bei leichten Sandböden werden wassergelöste Stoffe wesentlich eher in das Grundwasser eingetragen als bei schweren, nur gering durchlässigen Böden. Die Stoffumsetzungen machen den Boden zum wesentlichen Bestandteil aller Öko-Systeme.

Darüber hinaus hat der Boden eine Speicherfunktion. Er kann erhebliche Mengen an Wasser aufnehmen, die sich schließlich über wasserundurchlässigen Schichten sammeln. Auch enthält er, meistens in größeren Tiefen, Kohle, Öl oder Erdgas sowie eine Vielzahl anderer Stoffe, wie Erze, die für den Menschen Bedeutung haben.

Der Boden unterliegt steten Veränderungen und Belastungen. Zu den natürlichen Vorgängen gehört die Erosion, bei der abfließendes Regenwasser Bodenbestandteile direkt oder nach Herauslösung aus dem Untergrund über weite Strecken verfrachtet. Er kann verändert werden durch Ablagerung mit dem Wind verwehter Substanzen, wie Erde und Sand aus anderen Regionen, aber auch durch Ablagerung anthropogen freigesetzter Stoffe. Niederschläge waschen Luftverunreinigungsstoffe aus der Atmosphäre aus. Die säurebildenden Oxide von Stickstoff und Schwefel führen zu einer Ansäuerung des Regenwassers, was die natürliche Pufferungskapazität des Bodens belastet. Reicht diese nicht aus, führt der Säureeintrag zur Versauerung des Bodens. Es kommt sekundär zu Stoffumsetzungen, wie etwa dem Umbau der Aluminiumverbindungen im Boden. Er kann dadurch unfruchtbar werden. Auch andere vom Regen aus der Luft ausgewaschene oder durch Sedimentation auf den Boden gelangende Stoffe können seine Zusammensetzung in erheblichem Ausmaß verändern. Hierzu gehören u.a. chemische Verbindungen aus Abgasen. Schließlich wird der Boden belastet durch gezielte Ablagerungen verschiedenster Art. Lange hat der Mensch geglaubt, wenn er Stoffe, die er los sein wollte, vergrübe, wären sie nicht mehr vorhanden. Erst als man feststellte, daß die ursprünglich einmal vergrabenen Stoffe, sofern sie nicht biologisch abbaubar waren, dauerhaft im Boden lagerten, entstand ein neues Bewußtsein für den Schutz des Bodens.

Zu den Stoffen, die für die Bodenbelastung eine Rolle spielen, gehören die Schwermetalle. Jeder Boden enthält natürlicherweise Schwermetalle in geringer Konzentration. Im allgemeinen verursachen sie jedoch in diesen Mengen keinerlei Schäden, z.T. sind sie sogar für Wachstum und Gesunderhaltung von Flora und Fauna erforderlich. Durch menschliche Tätigkeit sind jedoch zusätzlich schwermetallhaltige Stäube verbreitet worden. Sie stammten z.T. aus der Erzaufbereitung und wurden durch Wasser, aber auch über die Luft verbreitet, z.B. bei Verhüttungsprozessen, sowie durch Auswaschung und Auslaugung, aber auch Verwehung von Abraumhalden. Auch gelangen Schwermetalle in den Boden, wenn schwermetallhaltiger Klärschlamm zum Düngen verwendet wird. Es ließ sich aber nachweisen, daß unter normalen Verhältnissen die dort enthaltenen Schwermetalle nicht wieder in Lösung gehen und damit nicht pflanzenverfügbar sind. Wurden allerdings noch keine unlöslichen Verbindungen gebildet, so kann es vorkommen, daß ein Teil der Schwermetalle gelöst wird und damit auch von Pflanzen aufgenommen werden kann. In diesen Fällen sind Anbaueinschränkungen erforderlich. Dies gilt z.B. für bestimmte Bereiche der Rheinauen am Südschwarzwald, wo Kadmium, Blei und Zink durch Bachläufe in ehemaligen Erzabbaugebieten aufgenommen und in die Rheinauen geschwemmt wurden. Heute sind dort Anbaueinschränkungen für Getreide notwendig. Grundsätzlich gilt, je alkalischer der Boden ist, d.h. je höher der Kalziumgehalt ist, desto weniger können die Schwermetalle wieder in Lösung gehen. Auch durch Pflanzenschutzmittel sind Schwermetalle, aber auch Halbmetalle, wie Arsen, in den Boden gelangt. Das gleiche gilt für bestimmte Mineraldünger. Durch die Aufbereitung, z.B. des Rohphosphats, wird allerdings in der Regel das Kadmium weitgehend aus dem Phosphatdünger entfernt.

Besondere Probleme gibt es heute bei Altstandorten von Industrie und Gewerbe, da sie häufig kontaminiert sind. Früher hat man Gefahren durch Kontamination des Bodens nicht weiter beachtet, so daß er teilweise hoch belastet wurde. Gleiches gilt für die alten ungeordneten Deponien, auf denen jeglicher Abfall abgelagert wurde. Neben Schwermetallen finden sich dort viele Stoffgruppen, die toxikologisch relevant sind. Sie können zu einer Gefährdung von Mensch und Tier beitragen, wenn sie über Pflanzen digestiv oder durch Wind verweht inhalativ aufgenommen werden. Dies ist beispielsweise in der Nähe von alten Hüttenhalden der Fall, die keinen Bewuchs aufweisen, weil phytotoxische Metalle, wie Zink, in ihnen enthalten sind.

Abfallstoffe

Als Folge menschlichen Lebens entstehen stets Abfälle. Versucht man, den Abfall einzuteilen, so ist dies nach seiner Zusammensetzung oder nach seiner Herkunft möglich. Nach der Zusammensetzung lassen sich biologische und nichtbiologische Abfälle unterscheiden, nach der Herkunft Abfälle aus Haushaltungen, Krankenhäusern, Landwirtschaft und Gartenbau, gewerblichen Bereichen, Industrie und schließlich vom Bau.

Zu den biologischen Abfällen zählen alle Stoffe pflanzlicher und tierischer oder mikrobiologischer Herkunft. Ihr Abbau kann sowohl aerob wie anaerob erfolgen. Dazu gehören nicht verzehrbare Stoffe, aber auch Reste aus Nahrungsmittelproduktion und -zubereitung ebenso wie blutige Verbände, Vorlagen, Einmalwindeln von Säuglingen und Inkontinenten und schließlich Exkremente von Haustieren, Tierkadaver, Schlachthofabfälle usw. Bei tierischen Abfällen muß die mögliche Infektionsgefährdung beachtet werden. Produktionsrückstände aus der Obst- und Gemüseverarbeitung enthalten hohe Anteile leicht zersetzbarer Kohlehydrate, Eiweiße und Fette. Sie lassen sich zum großen Teil verfüttern, der Rest muß kompostiert oder deponiert werden. Dabei dürfen sie nicht mit problematischen Chemikalien versetzt sein, die im Produktionsbereich unter Umständen Verwendung finden, wie Extraktionsflüssigkeiten, Detergentien und dergleichen. Sind solche möglicherweise sogar giftigen Substanzen enthalten, darf die gesamte, eventuell kontaminierte Abfallmenge in bestimmten Fällen nicht mehr mit normalen Verfahren beseitigt werden. Biologische Abfälle entstehen auch in der Textil-, Seifen- oder Papierindustrie, ebenso wie in Gerbereien. Sehr häufig bereiten auch hier nicht ungefährliche Chemikalien Probleme.

Tab. 7: Einteilung von Abfallstoffen

nach Herkunft
- Hausmüll
- Krankenhausmüll
- Abfall aus Garten- und Landwirtschaft von Tieren und Pflanzen
- Gewerbeabfälle
- Industrieabfälle
- Bauabfälle

nach Zusammensetzung
- Biologische Abfälle
  - Pflanzen und Pflanzenteile
  - Tierbestandteile einschl. Schlachtabfälle
  - Ausscheidungen
  - Nichtbiologische Abfälle
  - chemische, künstlich hergestellte Produkte
    - organische Stoffe und Vebindungen einschl. Kunststoffe
    - anorganische Stoffe und Verbindungen einschl. Metalle
  - Baustoffe, meist anorganische Stoffe

Zu den nichtbiologischen Abfällen gehören in erster Linie Abfälle von Industrie und Bau. Sie können sowohl anorganische wie organische Stoffe enthalten. Zumindest die organischen Stoffe sind in der Regel mikrobiellem Abbau zugänglich oder können durch Hitzeeinwirkung in einfachere Verbindungen zerlegt werden, manchmal allerdings nur durch Hochtemperaturverbrennung. Es empfiehlt sich, die Abfälle nichtnatürlicher Herkunft nach dem Grad ihrer Gefährdung für Mensch und Umwelt einzuteilen, wobei die Persistenz in der Umwelt berücksichtigt werden muß. Verhalten sich die Stoffe in der Umwelt inert, werden sie also chemisch nicht mehr umgesetzt, so ist im allgemeinen die Deponierung die sinnvollste Form der Abfallbeseitigung.

Schwieriger ist es mit den Gefahrstoffen in Sonderabfällen. Hier muß geprüft werden, inwieweit sie wiederverwertet oder – falls dies nicht möglich ist und sie ein hohes toxisches Potential haben – wie sie vernichtet werden können. Hierzu gehören Transformatoren- und Kondensatoröle mit polychlorierten Biphenylen, Dioxine, viele Biozide, aber auch halogenierte Kohlenwasserstoffe und lösemittelhaltige Rückstände hoher Persistenz. Einer sicheren Beseitigung bedürfen schwermetallhaltige Abfälle, Flugaschen aus Müllverbrennung und Kraftwerken, Härtesalze, radioaktive Abfälle und vergleichbare Stoffe.

Die Zusammensetzung des *Hausmülls* hat sich in den letzten Jahrzehnten deutlich geändert. Durch den Wegfall der Kohleheizungen fällt im Haus heute kaum noch Asche an, dafür jedoch Verpackungsmaterial, sowohl Kunststoffe als auch Glas und Metall. Der Anteil an Obst- und Gemüseabfällen ist zurückgegangen, da diese häufig als Konserven eingekauft werden. Daneben sind es Pflanzen- und Holzschutzmittelreste, Medikamente, Farb- und Lackreste, Batterien und Elektrogeräte. Hinzu kommen aber auch blutige Verbände, Vorlagen, Säuglingswindeln sowie Hunde- und Katzenkot.

Im Krankenhaus fällt im wesentlichen Hausmüll an. Daneben gibt es Abfälle, die wegen des Gehaltes an Mikroorganismen aus dem Krankenhaus sicher entfernt werden müssen, im übrigen aber wie Hausmüll beseitigt werden können, da es sich nicht um gefährliche Seuchenerreger handelt. Bei einigen wenigen Abfällen ist eine Desinfektion vor der Eingabe in den Müll erforderlich. Radioaktive Abfälle, bestimmte chemische Stoffe aus Labors sowie Organabfälle bedürfen besonderer Beseitigung.

Bei den *Abfällen aus Landwirtschaft und Gartenbau* handelt es sich um Ausscheidungen der Nutztiere und um pflanzliche Abfälle. Während die pflanzlichen Abfälle als Gründüngung untergepflügt oder aber gesammelt und kompostiert werden können, macht die Beseitigung der Tierausscheidungen größere Probleme, da durch Veränderungen in der Tierhaltung heute nicht Mist sondern Gülle anfällt. Sie kann im Prinzip zur Düngung verwendet werden, darf jedoch nur während der Wachstumsperioden auf das Land aufgebracht werden, um nicht zur Grundwasserbelastung beizutragen. Größere Probleme ergeben sich durch Pestizide, Antibiotika, Hormone und Düngemittel, deren Reste nicht jeder Beseitigung zugänglich sind. Abfälle aus der Forstwirtschaft sind in der Regel hygienisch unbedenklich und können ohne weiteres wieder in den natürlichen Kreislauf zurückgeführt werden, wobei man noch die natürlichen Eigenschaften, etwa zerkleinerter Baumrinden, nutzen kann. Sie enthalten Phenole und Harze, die den lebenden Baum vor mikrobiellen Infektionen schützen. Eine Abdeckung z.B. von Wurzelscheiben mit zerkleinerter Rinde (Mulch) kann ein Aufgehen von Unkrautsamen für eine längere Zeit verhindern. Außerdem verhindert die Mulchschicht ein Austrocknen oder Verschlämmen der Böden.

Bei den Gewerbe- und Industrieabfällen finden sich naturgemäß sehr unterschiedliche Stoffe, darunter aber ein nicht unerheblicher Anteil von Stoffen, die nur deshalb besonderer Beseitigung bedürfen, weil sie mikrobiell schwer abbaubar sind. Hier muß im Einzelfall geprüft werden, ob sie durch Pyrolyse oder Hochtemperaturverbrennung beseitigt oder besser in Sondermülldeponien gelagert werden.

Ein erheblicher Teil der Abfälle könnte durch sinnvolle Beschränkung vermieden werden. Dies gilt für überflüssiges Verpackungsmaterial ebenso wie für bestimmte Einwegartikel und Abfälle aus der Produktion. Die *Müllvermeidung* kann allerdings allein die Probleme nicht lösen. Eine *Trennung der Abfälle* ist zweckmäßig, um gefährliche Stoffe besonders zu entsorgen. Vom verbleibenden Müll kann ein Teil, wie Glas, Metalle und Papier, ohne weiteres einer Wiederverwertung zugeführt werden.

Organische Abfälle, insbesondere aus Haushaltungen, können kompostiert werden. Allerdings ergeben sich in der Praxis bei der Sammlung oftmals Schwierigkeiten, da Einsammeln und Abfuhr in kurzen Zeitabständen sowohl aus Kostengründen als auch ökologisch nicht sinnvoll ist.

Bei *Kunststoffen* ist eine sinnvolle Wiederverwertung bis heute nicht möglich. Die im Haushalt verwendeten Kunststoffbehältnisse sind in der Regel verschmutzt. Ihre Reinigung führt zu unnötiger Belastung des Abwassers mit organischer Substanz und Reinigungsmitteln, abgesehen vom Wasser- und Energieverbrauch.

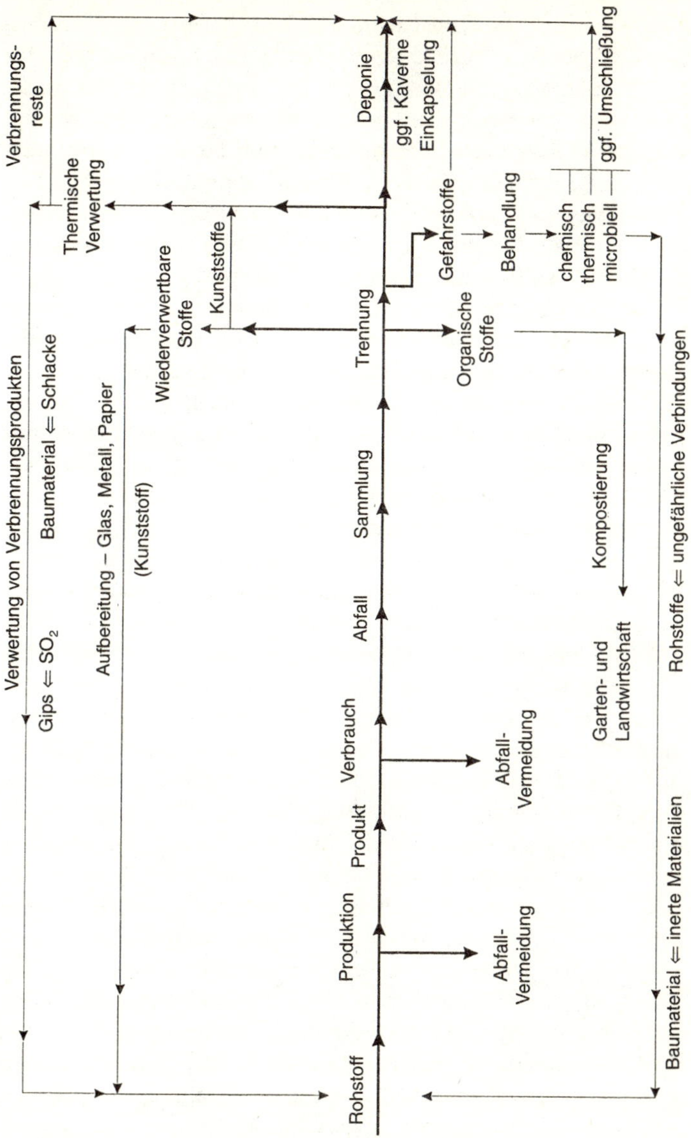

Abb. 6: Abfallwirtschaftsmodell

Da die meisten Kunststoffe aus harmlosen Grundsubstanzen bestehen, so Polyethylen (PE) oder Polypropylen (PP) nur aus Kohlenstoff und Wasserstoff, andere zusätzlich aus Stickstoff oder Sauerstoff sollten sie direkt zur Energiegewinnung, d.h. zur Erzeugung von Strom bzw. zum Heizen genutzt werden. Auch ihre Zugabe bei der Stahlproduktion anstelle von Schwerölen ist ökologisch sinnvoll. In beiden Fällen werden andere fossile Brennstoffe eingespart. Chlorhaltige Kunststoffe wie PVC sollten allerdings nicht verbrannt werden.

Für die übrigen Müllbestandteile bietet sich als sinnvolles Verfahren die *Müllverbrennung* oder eine andere thermische Verwertung an. Sie reduziert das Volumen, so daß der erforderliche Deponieraum besser genutzt wird. Durch Mitverbrennung von Kunststoffen kann auch das Nachheizen mit Erdgas oder Erdöl vermieden werden. Wichtig ist jedoch die Nutzung der Wärme. Der ausgebrannte Müll kann z.T. noch als Schlacke verwendet werden. Um über die Rauchgase einen Austrag von gefährlichen Stäuben und Abgasen zu verhindern, sind Elektrofilter und Abgaswäsche nachzuschalten. Eine besondere Methode der Verbrennung stellt das Verfahren der *Pyrolyse* dar. Bei Abwesenheit von Sauerstoff werden bei hoher Temperatur die Stoffe thermisch zersetzt.

Für den *Restmüll* werden *Deponien* benötigt. Voraussetzung für eine geordnete Deponie ist eine Basisabdichtung durch Stoffe wie Lehm und Ton in ausreichender Stärke und Folien zum Schutz des Grundwassers. Deponien sollten heute als Halde so auf dem Gelände angesetzt werden, daß das Sikkerwasser vollständig aufgefangen werden kann. Es muß direkt oder über eine Kläranlage gereinigt werden. Der aufgeschüttete Müll ist zu verdichten und mit Erde zu überdecken. Da es in der Halde zu Umsetzungen kommen kann, bei denen Deponiegase frei werden, sind die Halden zu entgasen. Dabei ist zu prüfen, ob die freiwerdenden Gase energetisch genutzt werden können. Am Ende der Laufzeit muß die Halde gegen Niederschlagswasser abgedichtet, danach kann die Oberfläche mit Erde bedeckt und rekultiviert werden.

5. Städte-, Bau- und Siedlungshygiene

Die Städte- und Siedlungshygiene einschließlich der Bau- und der Wohnhygiene hat sich mit der Frage nach der für den Menschen optimalen Siedlungs- und Wohnform zu befassen. Dabei lassen sich aus Sicht der Hygiene zwei Gesichtspunkte abgrenzen: Welche Stadt- und Siedlungsstrukturen, welche Siedlungs- und Wohnformen sind für das Wohlbefinden und damit die psychische Gesundheit des Menschen von Bedeutung, und welche Einflüsse auf die physische Gesundheit gibt es durch die Wohnbauten?

Auf der Grundlage der *Charta von Athen* hat man in den letzten 50–60 Jahren alle Funktionen in den Siedlungen zu trennen gesucht. Neben Industriegebieten, die wegen der Umweltbelastung von Wohngebieten entfernt liegen sollten, wurden oft auch Büro- und Verwaltungsviertel sowie Geschäftszentren von den Wohngebieten abgetrennt, was zu größeren Entfernungen zwischen Wohnung und Arbeitsplatz und oft zu großen und sterilen Siedlungsgebieten auf der grünen Wiese ohne urbane Atmosphäre führte.

Betrachtet man die *Siedlungsstrukturen*, so lassen sich die Wohn- und Arbeitsbereiche nach der Einwohnerdichte und den sich hieraus ergebenden Siedlungsformen einteilen. Ganz grob kann unterschieden werden zwischen Großstädten, Klein- und Mittelstädten und ländlicher Besiedlung. In Großstädten finden sich Einwohnerzahlen von bis zu 5 000 Einwohnern pro km². In einzelnen ungünstigen Wohnvierteln können es sogar bis zu 25 000 Einwohner pro km² sein, was durchaus der mittelalterlichen Einwohnerdichte vieler Städte entspricht. Bei Klein- und Mittelstädten liegt die Einwohnerdichte häufig schon deutlich unter 1 000 Einwohner pro km² und sinkt im ländlichen Bereich noch weiter ab. Wenn in manchen Großstädten die Einwohnerzahlen bezogen auf das gesamte Stadtgebiet deutlich unter diesen Maximalwerten liegen, so muß berücksichtigt werden, daß auch Gewerbe und Industrie ihren Anteil an der Fläche haben.

Heute wird häufig der Flächenverbrauch für Siedlungs- und

Wohngebiete beklagt. Dabei wird unterstellt, daß flächensparende Wohn- und Siedlungsformen mit intensiver baulicher Nutzung der Fläche erstrebenswert wären, um genügend ländliche Freiräume zu erhalten. Dabei beruht diese Art der Beurteilung, wie Moewes betont, auf einem statistischen Fehler oder besser einer Fehlbeurteilung von Statistiken. Zu den Siedlungsflächen werden in den Stadt- und Wohnbereichen auch die Frei- und Erholungsflächen wie Gartenland, Parks, Sport- und Grünanlagen, aber auch Friedhöfe und andere Schutzflächen gerechnet. Durch die Bebauung wird nur ein begrenzter Teil der Fläche tatsächlich versiegelt. In Großstädten findet sich eine überbaute Fläche von maximal 55 bis 60 %, in dörflichen und kleinen städtischen Gemeinden von 30–50 % und in ländlichen Gemeinden nur von 25 %. Auf der anderen Seite beträgt der Anteil der vegetationswirksamen und damit ökologisch relevanten Flächen häufig weit über 75 % und ereicht in ländlich-dörflichen Gemeinden oft Werte von 95 %. Auch gehen häufig Verkehrsflächen mit falschen Zahlen in die Statistik ein, da Randstreifen, Böschungen und dergleichen nicht berücksichtigt werden, obwohl sie als Vegetationsflächen oft außerordentlich wertvoll sind. Nach Moewes haben Untersuchungen ergeben, daß die vorstädtischen Eigenheimareale das artenreichste und vielfältigste Biotop unserer Kulturlandschaft sind und häufig Rückzugs- und Überlebensraum vieler Arten wurden.

Immer wieder wird eine Verdichtung des Siedlungsraumes gefordert, dabei aber übersehen, daß dort, wo es eine Zersiedlung der Landschaft gibt, diese weniger durch Wohnviertel, sondern vielmehr durch großflächige Ausdehnung von Handel, Gewerbe und Industrie zustande kommt. Als Folge hat man in der Vergangenheit – und fordert es jetzt erneut wieder – die Menschen in Hochhäusern „gestapelt“, während sich in den Gewerbegebieten am Rande der Städte riesige, meist unschöne Zweckbauten in eingeschossiger Bauweise ausbreiten und tatsächlich Boden versiegeln. Dabei wäre es technisch ohne weiteres möglich, den weitaus überwiegenden Teil aller Gewerbe- und Handelsflächen und auch mancher Industriebetriebe in Geschoßbauten unterzubringen. Die vertikalen Transportmöglichkeiten sind heute so gut, daß keine unlösbaren Probleme entstehen dürften. Es liegen der Raumplanung offenbar falsche Denkansätze zugrunde, vor allem aber wohl ein ungeeignetes Steuerrecht, daß den „Flächenverbrauch" für eine derartige Nutzung begünstigt.

Auf das Wohlbefinden der Menschen wirken verschiedene Faktoren ein, die für den einzelnen unterschiedliches Gewicht haben können. Während auf der einen Seite Menschen die Urbanität städtischen Lebens als erstrebenswert ansehen und dementsprechend eher in einer engeren städtischen Bebauung leben möchten, die ihnen aber gleichzeitig eine Vielzahl von Kontakten, Einkaufsmöglichkeiten und kulturellen Anregungen in unmittelbarer oder doch näherer Umgebung bieten soll, bevorzugen andere das Leben in enger Verbindung zur Natur. So wenig wie der eine in ländlicher Umgebung glücklich würde, so wenig wird es der andere im städtischen Milieu. Darüber hinaus sind aber eine Reihe von Faktoren, unabhängig von der Frage städtischer oder ländlicher Siedlungsformen, von Bedeutung. Die klassischen urbanen Quartiere weisen in der Regel lediglich eine mittelhohe Bebauung auf, während Hochhäuser und insbesondere Hochhaussiedlungen zu vielen Problemen geführt haben. Dies mag daran liegen, daß im Hochhaus mit der Konzentration vieler Menschen auf einer begrenzten Fläche der kritische Abstand zum Nächsten unterschritten wird, so daß sich die einzelnen gegenüber der Nachbarschaft stärker abkapseln als bei weniger verdichteten Siedlungsformen. So wird immer wieder berichtet, daß in Hochhäusern die Menschen ihre Nachbarn nicht kennen, während in anderen Siedlungen, insbesondere mit Einfamilienhäusern, häufig die Nachbarn in großem Umkreis bekannt sind.

Darüber hinaus sind auch gesundheitliche Nachteile bekannt geworden. Eine Untersuchung bei soziologisch identischen Gruppen hat schon vor mehreren Jahrzehnten eine höhere Rate an Infektionen bei Kindern in Hochhäusern im Vergleich zu Familien in Reihenhäusern ergeben. Ursächlich hierfür könnte sein, daß in den Hochhäusern eine thermische

Luftbewegung stattfindet, die Staub, aber auch Mikroorganismen von unten in die oberen Stockwerke transportiert. Untersuchungen haben gezeigt, daß es in Abhängigkeit von der Außentemperatur zum Einströmen keimhaltiger Luft über die Treppenhäuser in die Wohnungen der oberen Stockwerke kommt, so daß aufgrund der höheren Keimzahl eine höhere Infektionsgefährdung gegeben sein könnte. Es könnte jedoch auch sein, daß die Abhärtung durch den Temperaturwechsel im Hochhaus geringer ist. Kleinkinder verlassen die Wohnung seltener, da ein Spielen auf den umgebenden Freiflächen ohne Aufsicht nicht möglich ist. Eine Beaufsichtigung vom Wohnungsfenster ist nur bis zum dritten oder vierten Geschoß möglich, darüber hinaus kann das Kind den Kontakt zur Mutter nicht mehr herstellen. Da die Kinder somit nur in Begleitung der Mutter nach draußen kommen, diese jedoch keine Zeit hat, beliebig oft mit ihnen spielen zu gehen, werden zwangsläufig die beim Verlassen der Häuser sonst gegebenen Temperaturreize auf wenige Male am Tag beschränkt. Bei Einfamilien- oder Reihenhäusern ist hingegen ein häufiger Wechsel zwischen drinnen und draußen möglich, d.h., der Körper wird öfter Temperaturreizen ausgesetzt und damit stärker abgehärtet als beim Wohnen in Hochhäusern oder auch in mittelhohen Geschoßbauten.

Während sich in Hochhaussiedlungen mit mehr oder weniger freien Umgebungsflächen die Menschen offensichtlich weniger wohlfühlen und häufig sehr erhebliche soziale Probleme entstehen, hat sich in den alten Quartieren mit Geschoßbauten ein urbaneres Leben entwickelt. Allerdings wurde die Möglichkeit zur Schaffung naturnaher Erlebnisräume in den Binnenhöfen oft nicht genutzt. Sie wurden mit Garagen oder anderen Nebengebäuden zugebaut oder durch Mauern geteilt. Dabei könnten parkähnlich gestaltete Innenbereiche der Karrees als Natur- und Ruhezonen dienen. Darüber hinaus befriedigen offenbar umgrenzte Gebiete, wie sie auch Bepflanzungen in Eigenheimsiedlungen schaffen, ein natürliches Bedürfnis des Menschen. Verwinkelungen und Umgrenzungen geben offensichtlich ein heimeligeres Gefühl als offene freie Abstandsflächen zwischen Hochbauten. Dies mag auch der Grund dafür sein, daß die verwinkelten Straßen alter Städte als anheimelnd empfunden werden. Moewes Forderung nach einer harmonisierten Kulturlandschaft zielt in diese Richtung.

Aber auch an Bauten selber sind eine Vielzahl von hygienischen Forderungen zu stellen, um Wohlbefinden und damit psychische Gesundheit der Menschen zu erreichen. Der Architekt v. Gerkan fordert ein Verlassen der übertriebenen, durch Wiederholung gleicher Elemente erzeugten Monotonie unserer Architektur, plädiert aber andererseits auch gegen das beziehungslose Chaos durch Überbetonung der Individualität. Die Balance von Vielfalt und Einheit der architektonischen Mittel sollen zur Lebensfreude und damit zur emotionalen Gesundheit führen, wobei v. Gerkan gleichzeitig betont, daß es keine Patentrezepte für den richtigen oder falschen Weg geben kann. In die gleiche Richtung zielt auch Geisler, der sich mit den psychologischen Forderungen an den Städte- und Siedlungsbau befaßt hat. Die Reizvielfalt soll das angeborene Neugierverhalten wecken und aufrechterhalten und damit zu verbessertem Wohlbefinden führen. Denn reizarme Umfelder können das Wohlbefinden einschränken und lernhindernd wirken. Er setzt sich daher für gegliederte und abwechslungsreiche Grundrisse, Fassaden und Anlagen ein, wobei auch für ihn die Verbindung zur Natur ein wesentliches Element ist, für das die bauliche Umwelt nur begrenzt Ersatz bieten kann.

Zum Wohlbefinden gehört auch der Begriff der *Behaglichkeit.* Preuner weist, ausgehend von Rubners alter Definition, in der er die optimale Leistungsfähigkeit in den Vordergrund stellte, zu Recht darauf hin, daß es keine normierte Behaglichkeit gibt. Im Gegensatz zur allgemeinen Behaglichkeit, die auch von psychologischen Faktoren abhängt, läßt sich *thermische Behaglichkeit* einfach definieren. Sie drückt das Gleichgewicht zwischen Wärmeabgabe und Wärmeproduktion des Körpers aus und hängt sehr stark von der körpereigenen Wärmeproduktion ab, die z.B. bei ruhigem Sitzen ca. $60\,W/m^2$

Körperoberfläche, bei ruhigem Stehen bereits 70 W/m² und bei schwerer körperlicher Arbeit 200–300 W/m² beträgt. Die Wärmeabgabe ist abhängig von der Kleidung, für die man ein vom englischen Wort „cloth" abgeleitetes Maß festgelegt hat. Eine Bekleidung nur mit Shorts wird mit 0,1 clo bewertet, leichte Freizeit- und Arbeitskleidung mit 0,6 bis 1 clo und Winterbekleidung mit 3,0 clo. Die thermische Behaglichkeit ist aber nicht nur abhängig von der Raumlufttemperatur und Kleidung, sondern auch von der Luftbewegung und der Temperatur der Umgebungsflächen. Da Umgebungsflächen Strahlungswärme abgeben oder umgekehrt Strahlungszug, z. B. durch kalte Fensterflächen, entsteht, kann die Behaglichkeit durch kalte Umgebungsflächen beeinträchtigt werden. Die mittlere Luftgeschwindigkeit sollte in der Regel unter 0,15 m/sec liegen, da es sonst zu Zugerscheinungen kommen kann.

Ein weiterer Einflußfaktor ist die *Luftfeuchte*. Hohe Luftfeuchtigkeit wird in Abhängigkeit von der Temperatur als schwül empfunden. Zu trockene Luft wird dagegen nicht direkt wahrgenommen, allenfalls indirekt als Trockenheit an den Schleimhäuten. Sie tritt meist im Winter auf, wenn die Luftfeuchte in der Außenluft bereits niedrig liegt. Wird diese dann erwärmt, sinkt wegen der größeren Aufnahmekapazität warmer Luft für Wasserdampf die relative Luftfeuchte ab und erreicht oft Werte unter 10 %. Für die Mißempfindungen ist aber mehr der Gehalt an Staubpartikeln verantwortlich. Oberhalb einer Heizkörpertemperatur von 70 °C treten auch Verschwelungsprodukte auf, die zu Reizungen der Atemwege und der Augenbindehaut führen können. Ein vermehrtes Auftreten von Erkältungskrankheiten als Folge trockener Luft ist nicht bewiesen.

Für das *Wohnklima* sind eine Reihe bautechnischer Voraussetzungen erforderlich, wie *baulicher Wärmeschutz*, der durch den *k-Wert*, den Wärmestrom durch eine Wand, beschrieben wird. Je niedriger der k-Wert ist, um so besser ist die Wärmedämmung. Ein besonderes Problem sind Kältebrücken, bei denen die Wärmeisolierung der Wand ungenügend ist. An ihnen kann sich, wenn der Taupunkt unterschritten wird, Innenfeuchte niederschlagen, so daß Schimmelpilze wachsen können. Werden Pilzsporen an die Luft abgegeben, können sie u.U. zu Gesundheitsschäden bei den Bewohnern führen. Auch eine Kapillarwanderung von Wasser in den Wänden kann Schimmelbildung zur Folge haben. Ausgleichend auf die Feuchte im Raum wirken bestimmte Baumaterialien, da sie Wasserdampf absorbieren können und bei Absinken der Feuchte auch wieder freigeben. So haben insbesondere Kalkputze ein hohes Speicherungsvermögen, aber auch unbehandeltes Holz.

Eine *Belastung mit Schadstoffen* kann sowohl durch Außenluft erfolgen als auch durch Freisetzung aus Baumaterialien und Einrichtungsgegenständen. Hinzu kommt u.U. eine erhebliche Freisetzung durch Menschen. An erster Stelle sei das Rauchen erwähnt, aber auch das Kochen auf Gasherden. Werden beim Rauchen zahlreiche Schadstoffe, darunter viele Kanzerogene freigesetzt, so kommt es bei der Benutzung von Gasherden durch Oxidation des Luftstickstoffs in der Gasflamme zu massiver Bildung von NO_x und Verschwelungsprodukten. Schadstoffe können aber auch durch Wandoberflächen absorbiert und chemisch umgesetzt werden, wie z.B. SO_2, so daß bei Smogwetterlagen außen auftretende hohe SO_2-Konzentrationen in den Räumen drastisch absinken. Eine Verfliesung senkt eine SO_2-Konzentration von 0,75 mg/m³ innerhalb einer Stunde auf Werte von 0,1 mg/m³. Leimfarben und reiner Kalk wirken noch günstiger, während Dispersionsfarben eine geringere Wirkung haben.

Formaldehyd ist Reaktionspartner bei vielen chemischen Umsetzungen und damit auch in vielen Stoffen enthalten. Es wird für Leim- und Tränkharze sowie bei der Beschichtung von Teppichbödenrücken und bei der Vernetzung von Wärmedämmschaum gebraucht. Auch in Spanplatten findet sich Formaldehyd. Aus Wärmedämmstoffschaum sowie aus Spanplatten kann Formaldehyd längere Zeit freigesetzt werden. Dies ist so lange unproblematisch, wie Formaldehyd nicht direkt in die Innenräume eindringen kann. Der Innenraumwert sollte 0,1 ppm (parts per million) nicht übersteigen. Lange wurden Holzschutzmittel auch für den Innenausbau angewendet, obwohl sie hier meist nicht erforderlich waren. Nur bei tragenden Teilen ist zum Schutz gegen Insekten und Pilzbefall eine Anwendung von Holzschutzmitteln notwendig.

Die in der Vergangenheit verwendeten Lösemittel für Farben, Lacke und Glasuren werden heute nur noch in geringerem Maße eingesetzt. Zunehmend werden wasserlösliche Farben verwendet, die an der Luft dauerhaft trocknen. Da viele Farben aber kleine Mengen von Lösemitteln enthalten, sollte bei ihrer Anwendung auf eine hinreichende Frischluftzufuhr geachtet werden. Auch bei den Farbpigmenten sind in den letzten Jahren die giftigen Schwermetalloxide weitgehend durch ungiftige oder weniger giftige Stoffe ersetzt worden.

In der Mehrzahl aller Baustoffe sind von Natur aus radioaktive Elemente wie Kalium-40, Uran und Thorium enthalten, wodurch es zur Freisetzung von *Radon-222* und *Radon-220* kommt. Sie können durch Poren in Baustoffen in die Räume gelangen. Darüber hinaus steigt aus dem Erdboden Radon auf und kann über Kellerräume in das Haus eindringen. In Deutschland gilt das Eindringen über den Erdboden als Hauptquelle der Radonzufuhr und nicht das Baumaterial. Durch Lüften ist der Anreicherung vorzubeugen.

Eine *Lüftung* ist generell erforderlich, um in den Räumen freigesetzte unerwünschte Stoffe, abgeatmetes CO_2, überschüssige Feuchte und Geruchsstoffe zu entfernen und „frische“ Luft, insbesondere Sauerstoff zuzuführen. Als Maß für die Notwendigkeit zur Lüftung gilt auch heute noch der von Pettenkofer aufgestellte Richtwert für CO_2 von 0,1 Vol.% (1 000 ppm). 1 500 ppm CO_2 sollten nicht überschritten werden. Die stumme Lüftung über undichte Fenster ist zur Lufterneuerung sinnvoll und notwendig. Es ist falsch, sie aus Wärmeschutzgründen zu stark herabzusetzen. Werden durch mehrfache Lippendichtungen die stummen Luftwechselraten – als Luftwechsel bezeichnet man den Luftaustausch des gesamten Rauminhaltes pro Stunde – auf Werte von weniger als 0,4 gesenkt, müssen die Fenster häufiger geöffnet werden. Die Intensität der notwendigen Lüftung hängt naturgemäß ab von der Menge an freigesetzten unerwünschten Stoffen. Sie schwankt zwischen 12–15 m^3 pro Person und Stunde zur Abfuhr von CO_2 und Körpergerüchen und 30–70 m^3 pro Person und Stunde zur Abfuhr von Tabakrauch. Je stärker die Belastungen sind, desto höher muß die Frischluftzufuhr sein. Durch das relativ enge Zusammensein von Menschen in Räumen steigt auch die Gefahr der *Übertragung von Krankheitserregern* und damit von Infektionskrankheiten. Hierzu gehören sowohl Kinderkrankheiten wie Windpocken und Masern, aber auch Atemwegsinfektionen bis hin zur Tuberkulose. Dabei spielen sowohl Schmier- wie Luftinfektionen eine Rolle. Eine gewisse Bedeutung als Infektionserreger in Räumen haben offenbar auch Schimmelpilze, besonders Aspergillus fumigatus, der sich u.a. in Blumentopferde anreichert. Dabei stehen weniger die Pilzinfektionen der Atemwege im Vordergrund, obwohl auch diese bei abwehrgeschwächten und an chronischen Atemwegsschädigungen leidenden Menschen auftreten können, als die durch Schimmelpilze erzeugten Allergien, wie allergischer Schnupfen, Asthma bronchiale oder allergische Pneumopathie. Auch Hausstaubmilben sind für die Entstehung asthmatischer Erkrankungen von nicht geringer Bedeutung. Sie kommen besonders in Matratzen und Teppichböden vor. Bei Milbenallergien sind spezielle Maßnahmen zur Abwehr von Milben erforderlich.

Beim *Sick-Building-Syndrom* handelt es sich nicht um ein festumrissenes Krankheitsbild, sondern um einen Komplex unspezifischer Symptome, die den Aufenthalt in bestimmten Räumen oder Gebäuden begleiten. Hierzu gehören Kopfschmerzen, Schwindel und Konzentrationsschwierigkeiten ebenso wie schnelle Ermüdung und Depressionen, aber auch Hauterscheinungen, Reizungen der Augen und Atemwege sowie Beeinträchtigungen der Geruchs- und Geschmackswahrnehmung. Sie treten primär in klimatisierten Gebäuden auf und sind bisher durch laborchemische Untersuchungen nicht eindeutig objektivierbar. Sicher spielen viele Einzelfaktoren für die Mißempfindungen eine Rolle, doch dürfte vor allem der Staubgehalt der über die Klimaanlagen zugeführten und unzureichend gefilterten Luft von Bedeutung sein. Dies gilt insbesondere da, wo die Luftfeuchte unter 20 % absinkt. Darüber hinaus kann aber auch Pilzwachstum in Befeuchteranlagen eine Rolle spielen. Die strengen Vorschriften für raumlufttechnische Anlagen in Krankenhäusern werden außerhalb dieses Bereiches in der Regel nicht für notwendig erachtet, so daß über die Anlagen Pilzsporen, aber auch andere organische Stoffe in die Räume gelangen können. Daneben mögen Tabakrauch sowie Ausdünstungen von Baumaterialien und Einrichtungsgegenständen bis hin zur Ozonfreisetzung durch Drucker u. ä. von Bedeutung sein. Man spricht in diesem Zusammenhang in den USA auch von „multiple chemical sensitivity". Durch Verbesserung der raumlufttechnischen Anlagen läßt sich häufig Abhilfe schaffen. Manchmal reichen auch bereits Veränderungen der Arbeitsbedingungen in den Gebäuden aus.

Schlußbemerkung

Die Umwelthygiene ist unter den Teilgebieten der Hygiene ohne Zweifel das umfangreichste und wichtigste. Daneben aber spielt insbesondere innerhalb der Medizin die Krankenhaushygiene eine große Rolle, denn nur durch hygienische Maßnahmen der verschiedensten Art kann die Infektionsrate niedrig gehalten werden. Außerhalb dieses speziellen Bereiches sind die Sozialhygiene und die Individualhygiene von Bedeutung, auch wenn die Sozialhygiene heute weitgehend in die Sozialmedizin integriert ist. Die Individual- oder persönliche Hygiene betrifft sehr wesentlich das Verhalten des einzelnen. Sie hat für die Gesunderhaltung der Menschen eine nicht zu unterschätzende Bedeutung, da vieles, was aus der natürlichen oder technischen sowie aus der sozialen Umwelt auf den Menschen einwirkt, durch persönliche Verhaltensweisen kompensiert werden kann. Diese Teilgebiete des Gesamtfaches müssen somit die Umwelthygiene ergänzen.

Literaturverzeichnis

Beckert, J., F. P. Michel, H.-O. Lamprecht: Gesundes Wohnen – Wechselbeziehung zwischen Mensch und gebauter Umwelt. Beton Verlag, Düsseldorf, 1986

Borneff, J., M. Borneff: Hygiene. 5. Aufl., Thieme, Stuttgart, 1991

Botzenhart, K.: Belebte Luftinhaltstoffe. In: Gundermann, K. O., H. Rüden, H.-G. Sonntag (Hrsg.): Lehrbuch der Hygiene, G. Fischer, Stuttgart, 1991

Deutsche Gesellschaft für Ernährung: Ernährungsberichte 1988/1992. DGE Frankfurt a. M. 1988/1992

Deutsche Gesellschaft für Hygiene und Mikrobiologie: Denkschrift zur Lage des Fachgebietes Hygiene in der Medizin. G. Fischer, Stuttgart, 1980

Fiedler, K.: Hygiene/Präventivmedizin/Umweltmedizin systematisch. UNI-MED, Lorch/Württemberg, 1995

Finkelnburg, C.: Geschichtliche Entwicklungen. In: Weil, Th.: Handbuch der Hygiene, Bd. 1, S. 1–37, Fischer, Jena, 1896

Frank, J. P.: System einer vollständigen medicinischen Polizey, Mannheim, 1784

Frontinus-Gesellschaft (Hrsg.): Die Wasserversorgung antiker Städte. Zabern, Mainz, 1987

Gundermann, K. O., H. Rüden, H.-G. Sonntag (Hrsg.): Lehrbuch der Hygiene, G. Fischer, Stuttgart, 1991

Gundermann, K. O. (Hrsg.): Baden in Nord- und Ostsee – Eine Bestandsaufnahme aus medizinischer und ökologischer Sicht. Heilbäderverband Schleswig-Holstein, Kiel, 1989

Jansen, G., S. Schwarze: Lärm. In: Gundermann, K. O., H. Rüden, H.-G. Sonntag (Hrsg.) Lehrbuch der Hygiene, G. Fischer, Stuttgart, 1991

Müller, R.: Hygiene, 4. Aufl. Urban & Schwarzenberg, Berlin, München, 1949

Rodenwaldt, E., R. E. Bader: Lehrbuch der Hygiene. Springer, Berlin, Göttingen, Heidelberg, 1951

Rubner, M.: Lehrbuch der Hygiene. Deuticke, Leipzig, Belin, 1890

Rubner, M., M. v. Gruber, M. Fricker: Handbuch der Hygiene, Hirzle, Leipzig, 1911

Schlipköter, H.-W.: Luftverunreinigungen. In: K. O. Gundermann, H. Rüden, H.-G. Sonntag: Lehrbuch der Hygiene. Stuttgart, 1991, S. 70–87

Sinell, H. J.: Einführung in die Lebensmittelhygiene, 3. Aufl., Parey, Berlin, Hamburg, 1992

Register